COLECCIÓN CUERPO SANO

# STRETCHING

## Gimnasia de estiramientos para relajación, elasticidad y bienestar

Por

*Hans Schutz*

## 2ª Edición

Revisado por:

*Javier Torrebadella*
*Licenciado en Educación Física*

iUniverse, Inc.

San Jose  New York  Lincoln  Shanghai

### STRETCHING
*Gimnasia de estiramiento para relajación elasticidad y bienestar*
All Rights Reserved © 1996, 2001 by Hans Schutz & Editorial Paidotribo

Published by iUniverse, Inc.

For information address:
iUniverse, Inc.
5220 S. 16th St., Suite 200
Lincoln, NE 68512
www.iuniverse.com

Originally published by Falken Sport

ISBN: 0-595-20749-9

Printed in the United States of America

# ÍNDICE

**Introducción, 7**

# INTRODUCCIÓN

¿Otra vez una nueva ola venida desde América que nos inunda?

¿De nuevo una moda en cosas de deporte y estar en forma?

¿Y en esta ocasión incluso algo que no fatiga, pero que sin embargo adelgaza y nos mantiene en forma como otros "hits" venidos desde los Estados Unidos (que tanto prometían)?

¡La nueva "moda" llamada stretching no es tan nueva! Es una cosa "vieja" muy eficaz presentada en un nuevo envoltorio.

¿Un deporte sin esfuerzo? ¿Qué adelgaza? ¿Qué además nos mantiene en forma? Comparado con el culturismo y el aeróbic, el stretching realmente es un paseo, pero...

¿Por qué muchos abandonan aquellos deportes por los que se habían entusiasmado tanto en un principio? ¿Por qué ocurre esto con el jogging, el culturismo e incluso con el aeróbic?

La razón no es que fueran demasiado agotadores, sino simplemente no daban los resultados deseados, e incluso ninguno en absoluto.

¿Las razones?

En primer lugar, las expectativas son demasiado altas, influencia de los medios de comunicación.

Uno se compara con los modelos a seguir (¡que nunca estuvieron gordos!), se lanza a hacer deporte con todas las exageraciones y esfuerzos y... no consigue casi nada.

¿Adelgazarse gracias al aeróbic?

Sí, claro, pero como complemento a una alimentación más equilibrada. ¿no?

"¡Unas bonitas nalgas en 4 semanas! ¡Practique 5 minutos cada día!"

"¡Una cintura de ensueño para el verano! ¡Solamente le quedan 14 días, pero puede conseguirlo con 5 minutos al día!"

¿Quién no habrá oído estas "frases mágicas"?

Sin lugar a dudas, se puede conseguir *mucho* con el entrenamiento muscular (culturismo) y con el aeróbic o una combinación de ambos. Innumerables ejemplos de hombres y mujeres consecuentes y perseverantes lo han demostrado.

Sin embargo, estas personas no cometen el error de compararse con los modelos, sino que orientan su progreso hacia ellos mismos. Y tienen en cuenta otros factores, como la alimentación.

Hasta ahora solamente hemos mencionado la palabra stretching dos veces. ¿Qué relación tiene hasta ahora este prólogo del autor con el título del libro?

Tiene mucho que ver, ya que el editor quiere evitar lo siguiente desde un principio:

Que se lancen entusiasmados a hacer stretching esperando estar delgados y en forma. Y por ello, el autor se salta la regla y les dice de entrada lo que *no* se puede conseguir con el stretching.

Desde luego no es muy común, ¡pero así se evitan grandes desilusiones!

No conseguirá aumentar su fuerza, ni ninguna mejoría en su sistema cardiovascular, nada de velocidad. ¡Y tampoco adelgazará increíblemente en 14 días, no conseguirá que su cara o sus nalgas sean más bellas! Entonces qué más queda, se preguntará con toda razón. ¿Por qué escribe el autor un libro como éste y por qué fui tan tonto de pagar dinero por una introducción como ésta?

Vd. no es ni ha sido un tonto, y el autor tampoco ha escrito el libro por aburrimiento o porque quería ganarse un dinero.

Aquí encontrará instrucciones que están basadas en tradiciones milenarias. Y lo que tiene tanta tradición debe ser por algo, ¿no?

Hace miles de años que existe el yoga, un deporte "de estiramiento", que innumerables personas han practicado para sentirse bien y relajadas y aún siguen practicando.

Y el stretching se basa en gran parte en el yoga. Y con ello hemos llegado por fin al tema y estamos a punto de desvelarle, lo que quiere saber:

¿Para qué sirve todo esto?

En primer lugar, el stretching –mejor estiramiento– proporciona elasticidad y movilidad. Como resultado de ello, Vd. se sentirá ágil, realizará los movimientos con menos esfuerzo. Y si se mueve con menos esfuerzo, hágalo, muévase.

¿La carencia de nuestro tiempo? ¡Carencia de movimiento! ¡Deformaciones musculares! ¡Anquilosamiento de las articulaciones! ¡Estrés e incluso miedo! Y estas carencias las combate el stretching!

La conciencia del autor simplemente no permitiría prometerles cosas como "delgado y en forma en un abrir y cerrar de ojos" o "belleza en una noche" con el stretching. Empezarían con ello con mucho entusiasmo e ímpetu, pero sin tener el más mínimo éxito. No solamente se sentirían defraudados con los ejercicios en sí, sino también con el autor.

Los fans del adelgazamiento y los que sufren de sobrepeso no deben olvidar inmediatamente en qué lugar de su librería se encuentra este libro. El editor les asegura que quedarán satisfechos por muchas razones.

El stretching aporta una conciencia del propio cuerpo, les acerca al deporte, les pone en forma para que puedan hacer jogging y culturismo. Y estos "deportes", por su parte, sus ideales para mantener la figura, para el fortalecimiento de los músculos y para el sistema cardiocirculatorio. Ya el entrenamiento para el stretching desarrolla el sentido para alimentarse de forma más sana, lo cual permite tener más éxitos. Después de haber leído las descripciones de los ejercicios, estudiaremos estos deportes más detenidamente por si tiene la intención de adelgazar y mantenerse realmente en forma.

Pero volvamos al estiramiento.

Seguramente ya habrá estado antes durante un tiempo sentado en un sillón sin moverse, por ejemplo delante del televisor. Cuando acabó la película, seguramente estiró los brazo hacia arriba, las piernas hacia adelante y bostezó. Después de unos segundos volvió a la postura inicial y ¡se sintió bien!

Estos ejercicios forman parte del stretching. Y si se llevan a cabo de forma programada y correcta se sentirá aún mejor, no solamente justo después de haberlos realizado, sino durante todo el día. Si disfruta plenamente de los movimientos los realizará mas elegante, airosa y conscientemente. ¡Tomará conciencia de su propio cuerpo, se reconocerá a Vd. mismo!

Porque su cuerpo estará más relajado, no tan agarrotado, incluso el estrés desaparecerá de él. Adquirirá serenidad, mantendrá la sangre fría. ¡Si a esto no se le puede llamar masaje para el alma...!

# UNA ARTICULACIÓN
## ¿QUÉ ES EN REALIDAD?

Stretching es una palabra que proviene del inglés y significa estirar alargar, ensanchar.

Está comprobado que el afán por mantenerse en forma ha vivido un renacimiento en los Estados Unidos. Hoy en día tenemos el Bodybuilding, el jogging, el aeróbic –todo denominaciones americanas–.

Y aquí seguimos todas las nuevas modas que vienen, hay que estar "al loro", participar en ello, hacer lo que se considera moderno y que también hacen los demás.

Hasta aquí muy bien ¿por qué no, si se trata de una buena causa?

En las disciplinas que hemos nombrado antes, se trata de una buena causa si se hace correctamente. Y aquí es donde aparecen los primeros problemas. Muchos se pasan horas en los aparatos haciendo los ejercicios incorrectamente, hacen jogging diariamente hasta caer extenuados o se lanzan sin ninguna clase de preparación a hacer aeróbic. No es de extrañar si los médicos mueven su cabeza con desaprobación, la prensa salta al ataque y todo se destruye sin dejar rastro.

Pero el estiramiento –a partir de ahora usaremos esta palabra– tiene sus ventajas ( y siempre hay que decirlo) cuando se
lleva a cabo de forma "correta".

O sea, stretching significa estirar, alargar, ensanchar. ¿El resultado? Más flexibilidad. Y ésta tiene mucho que ver con las articulaciones, con lo cual entraremos en el tema de este capítulo.

Antes de comenzar con nuestros primeros ejercicios de estiramiento, deberíamos echar una ojeada a nuestro interior, pensar un poco sobre nuestro cuerpo, en especial sobre nuestras
articulaciones. Estamos apoyados en un esqueleto, un armazón
de huesos que se mantiene erguido gracias a los músculos. Sin
ellos no podríamos estar de pie, ni tan siquiera movernos; sin
músculos caeríamos al suelo formando una masa informe.

Hay algo más que mantiene nuestro esqueleto unido: los tendones y los ligamentos. Ellos unen los huesos entre sí para que,
por ejemplo, "el brazo ocupe el sitio que le corresponde". Estos
sitios están marcados por la estructura ósea, por la distribución
de las articulaciones.

Las articulaciones son como las piezas de una gran grúa gi-
ratoria. Deténgase a observarla alguna vez: Mientras gira, el brazo se mueve hacia arriba y abajo, y dentro del brazo se encuentran otros mecanismos especiales que hacen posible otros
nuevos movimientos.

En nuestro caso, la articulación es una conexión móvil de huesos. El grado de flexibilidad depende, en primer lugar, de la forma
en que está construido, es decir, la forma de la articulación.

Esta forma está determinada por los huesos. Ni que decir tiene que la forma de los huesos no puede cambiarse a base de un
entrenamiento centrado en la flexibilidad. No se puede cambiar
la posición de los huesos. Y, por lo tanto, se puede explicar que
si la construcción de los huesos es diferente en cada persona,
también lo será la flexibilidad.

La flexibilidad también es cuestión de herencia. Pero naturalmente, aquel que por herencia no sea muy flexible, tendrá mucha más flexibilidad que aquel que está más beneficiado en este
aspecto, pero que no realiza un entrenamiento de estiramiento.

La razón de ello: La persona que está entrenada estira también los tendones y los músculos y aprovecha, por lo tanto, "sus

posibilidades de movilidad dentro de los límites de su constitución".

Sin lugar a dudas, habrán visto una bisagra. Abra una puerta y observe cómo está colgada. Encontraremos el mismo principio en unas tijeras o unas tenazas. Verán que su radio de movimiento está limitado. Lo mismo ocurre con nuestras "bisagras", por ejemplo en el brazo. Podemos levantar el antebrazo hasta que la mano toque el hombro, pero solamente podemos estirar el brazo hasta que esté recto.

En el campo de la técnica encontraremos una articulación esférica en el acoplamiento del remolque de un turismo, donde se fijan las caravanas. También aquí se ponen límites al movimiento, igual que en la articulación del hombro, o aun más como ocurre con la articulación de la cadera. Podemos girar los brazos dentro de la articulación del hombro. El radio de movimiento es muy grande y muy adecuado para nosotros. La movilidad de la cadera es menor. Es a causa de la cavidad cotiloidea, que no es tan plana como en la articulación del hombro, ya que la cadera tiene que soportar más peso y, por lo tanto, requiere más estabilidad.

Ya lo hemos mencionado antes: Los tendones y ligamentos mantienen las articulaciones unidas, y la musculatura también contribuye a estabilizar las articulaciones. Pero los músculos también tienen la función de conferir movimiento a las articulaciones.

Toda máquina debe ser engrasada, en caso contrario, el mecanismo, el material, estaría desgastado rápidamente. Pronto el mecanismo estaría defectuoso, inservible. En las articulaciones se encuentran los denominados cartílagos articulares, que se engrasan continuamente con sustancias nutritivas.

En las articulaciones, la musculatura y los huesos y tendones trabajan en estrecho contacto. Por ello, se explica por qué el peligro de lesiones en el deporte y la vida cotidiana es mucho más alto si la musculatura está debilitada.

Es erróneo pensar que este peligro desaparece únicamente con el estiramiento. Con un programa de estiramiento se aumenta ligeramente la temperatura del cuerpo, lo cual disminuye en cierta manera el peligro de sufrir lesiones. Una musculatura fuerte, por el contrario, es la mejor medida preventiva.

En consecuencia, debería diferenciarse claramente entre el entrenamiento a base de ejercicios de estiramiento y un entrenamiento de precalentamiento antes de una actividad deportiva o incluso antes de un campeonato. El entrenamiento de precalentamiento "calienta" la musculatura y, por lo tanto, disminuye el riesgo de lesiones si se realizan esfuerzos repentinos y bruscos, lo cual no puede conseguirse con un entrenamiento puramente de estiramiento y flexibilidad.

Conclusión: Un buen programa de estiramiento debería complementarse con un entrenamiento de la musculatura, el cual debería ser corto y correcto. Más adelante trataremos este tema con más detenimiento.

# SOBRE LOS TENDONES

...no hemos leído nada hasta el momento.

Los tendones son la unión entre los músculos y los huesos. Ya lo sabrán: si flexionan el brazo, el músculo bíceps aumenta de volumen. Este aumento es debido a un acortamiento del músculo, que acerca el antebrazo a la parte superior del brazo. Para ello, el músculo bíceps debe estar unido a los huesos. Esta "fijación" se denomina tendón. El tendón es una prolongación del músculo, que llega hasta el interior del hueso.

Ahora comprenderá cómo se producen las inflamaciones de los tendones. Están íntimamente relacionadas con el esfuerzo al que se somete el músculo. Toda cadena es tan fuerte como el eslabón más débil. Los músculos pueden ser muy fuertes, tan fuertes que los tendones no los puedan sujetar o se desgastan rápidamente. Pero también se pueden producir distensiones –una señal de que debe realizar el programa de estiramiento de forma escalonada.

Haber estado 10 años sin realizar un entrenamiento a base de estiramiento no puede solucionarse con un programa de 15 días. Procure hacer lentos progresos que son mucho más seguros.

Los tendones y los ligamentos están sujetos a un proceso de desgaste. ¿Qué se puede hacer para evitarlo? Habría que abstenerse de realizar esfuerzos extremos y fortalecer los músculos.

Como puede ver, el cuerpo trabaja con todos sus mecanismos en estrecha relación. Entrene su musculatura paralelamente al programa de estiramiento, evite no solamente las lesiones, sino que procure "construir su cuerpo en su totalidad".

Si además incluye en su programa un entrenamiento aeróbico, que entrena tanto el corazón como el sistema circulatorio, está en camino de conseguir una salud perfecta excluyendo todos los factores de riesgo, siempre y cuando utilice todos los programas de forma correcta.

# ¿CUÁNDO EMPEZAMOS?

¡Ahora! ¡Ahora mismo! Porque este libro no debe proporcionarle solamente teoría, sino también práctica.

O sea que, ¡a disfrutar se ha dicho!

¡Alto!

De nuevo un toque de atención por parte del autor:

Tenga en cuenta la siguiente lista de puntos:

1. ¿Fue sometido hace poco a una operación?
2. ¿Ha tenido algún problema de salud en los últimos tiempos?
3. ¿Siente dolores en los músculos, tendones o articulaciones?
4. ¿Se ha abstenido de realizar cualquier tipo de actividad física en los últimos años?

Aunque solamente una de estas preguntas sea contestada por un sí, debería visitar urgentemente a un médico antes de dar comienzo con el entrenamiento de estiramiento.

¡Urgentemente! Y ello no solamente es válido si quiere realizar un entrenamiento de estiramiento, sino también si comienza a llevar a cabo cualquier otro tipo de deporte, sea para desarrollar la musculatura, para aumentar su resistencia o por cualquier otra causa. Si, por el contrario, está sano y realiza algún tipo de deporte regularmente, entonces no hay inconveniente en que empiece con el entrenamiento de estiramiento de pleno.

¡Y ahora a sus puestos!

Lugar de la acción: su cuarto de estar.

Su indumentaria: Ligera y no ajustada.

La superficie de entrenamiento: Unos 5 m² de alfombra o una base no muy dura.

Otros medios: Ninguno, aparte de este libro como pauta con los ejercicios que a continuación se presentan.

A tener en cuenta: No haber comido ni bebido nada una hora antes.

Consumición de tiempo de este programa inicial: 15 minutos.

En este programa, deje que el hombre le preceda excepcionalmente. Martin les enseñará estos ejercicios.

**Ejercicio 1:**   Colóquese derecho y deje que sus brazos cuelguen
relajadamente. Ahora incline la cabeza hacia adelante.
Este proceso –esto vale para todos los ejercicios– no
debe realizarse bruscamente, sino casi de forma
imperceptible.
Tan pronto note un ligero tirón en la nuca, detenga el
movimiento. En esta posición –como se muestra en la
foto– mantenga la cabeza unos 30 segundos. ¿Y cómo
es posible saber si han pasado 30 segundos? Cuente
lentamente hasta 30 en silencio.
Existe otro método que podrá leer en el próximo
capítulo, ya que perfeccionaremos, ampliaremos y
haremos nuestro programa cada vez más variado.
Pasados los 30 segundos, regrese de nuevo a la
postura normal. También este movimiento de retorno
debe transcurrir sin brusquedad y muy lentamente.

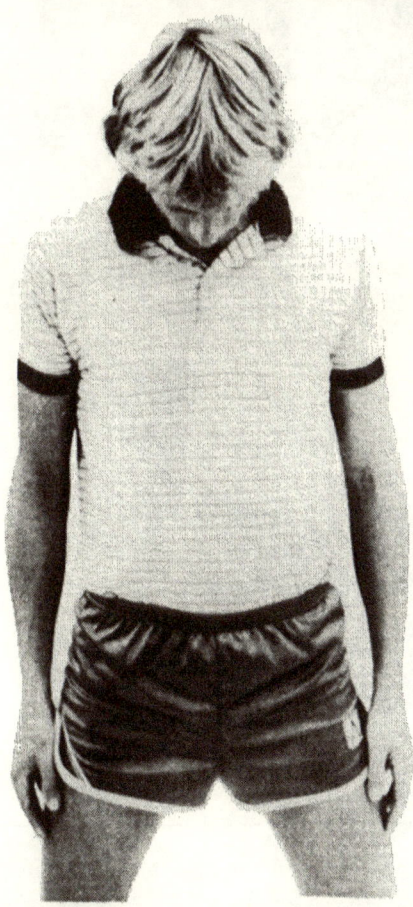

**Ejercicio 2:** Este ejercicio demuestra el estiramiento en sentido contrario. De nuevo está de pie, pero inclina la cabeza hacia atrás.
Piense en que el movimiento debe realizarse suavemente, en no estirar excesivamente hacia atrás y en mantener la cabeza en esa posición durante 30 segundos.

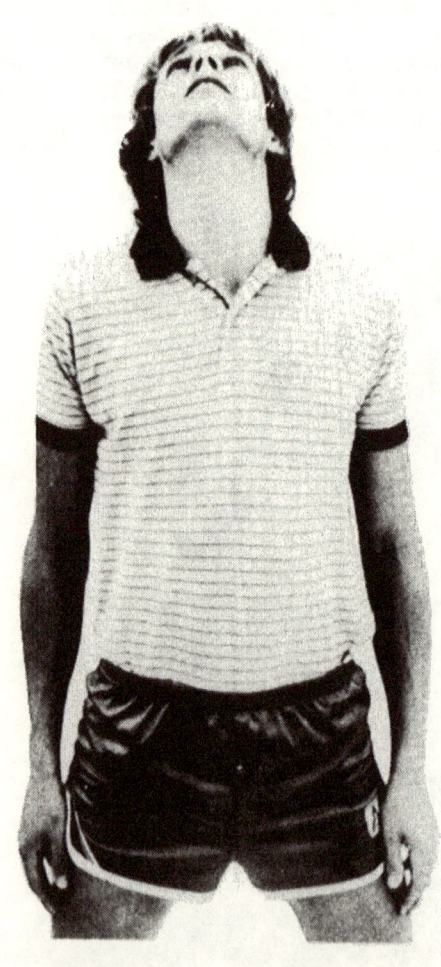

**Ejercicio 3:**   También aquí está de pie e inclina la cabeza hacia el
lado derecho.
Después de parar el movimiento durante 30 segundos,
la cabeza vuelve a su sitio. Realice el estiramiento
ahora hacia el lado izquierdo.
Ahora la cosa se hace más interesante.

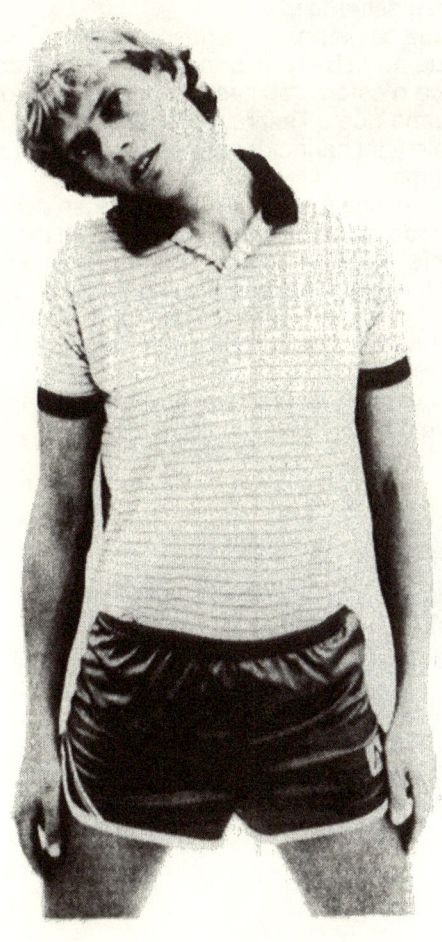

**Ejercicio 4:**   Siéntese en el suelo y separe las piernas estiradas.
Esta separación no debería hacerse hasta sentir dolor;
esto es válido para todos los ejercicios.
Ahora inclínese hacia la pierna derecha y flexione el
tronco hacia adelante, como lo muestra la fotografía.
En casos de que aún no sea tan flexible como se
muestra en ella, debe adelantar las manos lentamente
hasta que un día sea posible tocar la rodilla con la
cabeza.
En este ejercicio es muy importante mantener ambas
piernas estiradas.
Aunque caigamos en el riesgo de repetirnos, insistimos
en que no debe realizar ningún movimiento de forma
brusca o esforzarse hasta sentir dolor. Pronto verá por
sí mismo que un estiramiento libre de dolor le hará más
flexible y su capacidad de estiramiento aumentará por
sí misma.
Ahora realice el ejercicio inclinándose hacia la pierna
izquierda de la misma forma como se indica arriba.
En este "programa para trabar conocimiento" se
llevarán a cabo los ejercicios durante 30 segundos. En
este ejercicio en concreto, se estira el ámbito de la
cara posterior de la pierna y la parte inferior de la
espalda.
Una variación de este ejercicio se encuentra en el
ejercicio nº 5.

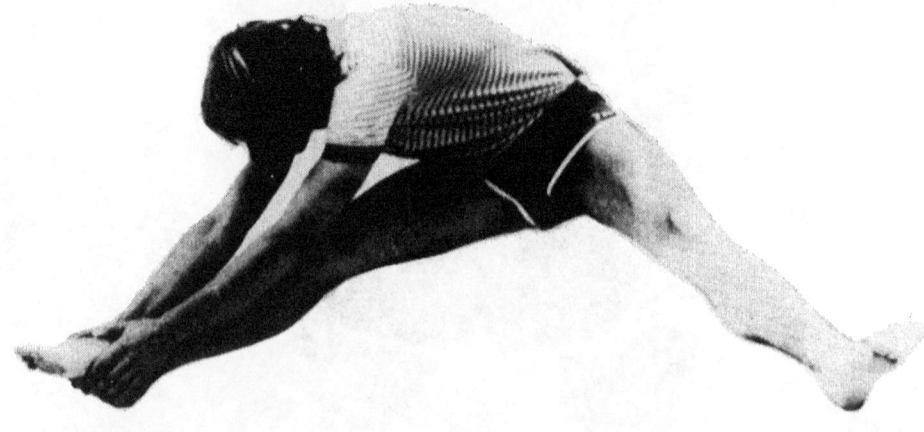

**Ejercicio 5:**  En este ejercicio, coloque la pierna izquierda hacia atrás, como puede ver en la fotografía, y sujétela con la mano izquierda. Ahora estire el tronco hacia la pierna derecha.
Después de mantener esta posición durante 30 segundos, cambie hacia el otro lado.

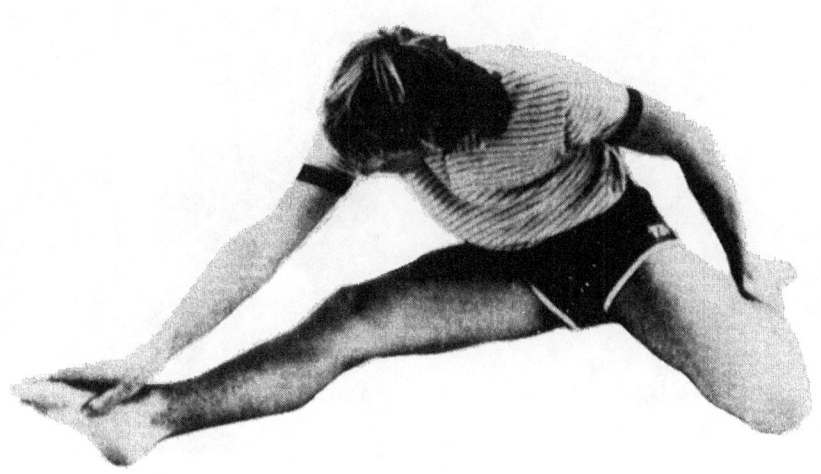

**Ejercicio 6:** Hará que su cintura tenga más movilidad. Colóquese con las piernas ligeramente separadas, apoye las manos en las caderas e inclínese hacia la derecha sin esforzarse. Manténgase así durante 30 segundos, y gírese entonces desde la postura normal hacia la izquierda.

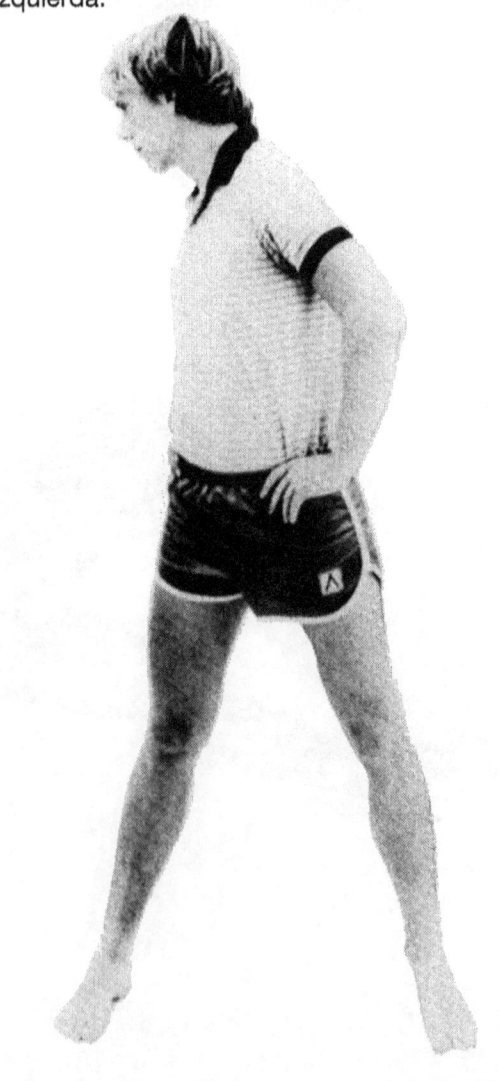

**Ejercicio 7:**  Colóquese de nuevo con las piernas ligeramente separadas y apoye las palmas de las manos sobre la parte superior del muslo, casi tocando las caderas. Ahora incline el tronco hacia adelante de tal forma que su cuerpo esté en ángulo recto. El tronco está doblado en la parte inferior de la espalda.
Este ejercicio constituye un buen estiramiento previo al próximo ejercicio.

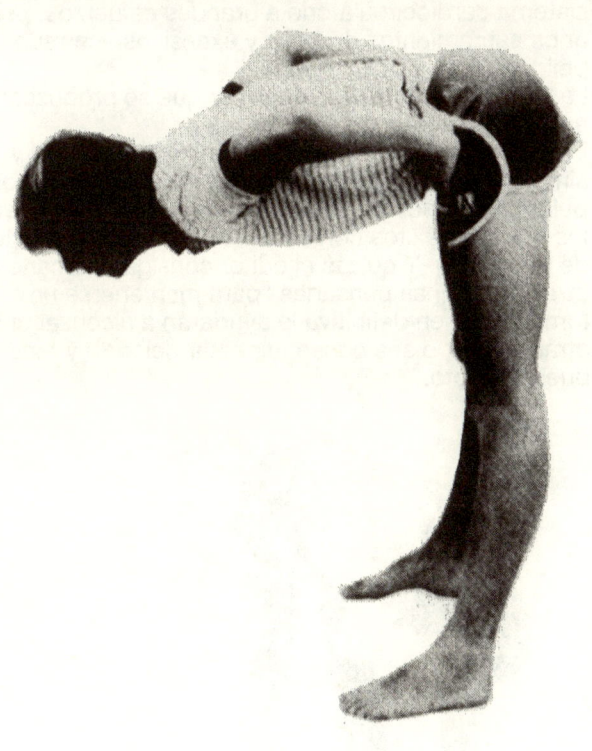

**Ejercicio 8:**   Aquí bajará el tronco aún más y tocará los dedos de los pies con la punta de las manos.
Los yoguis ya saben que no mantienen sus tradiciones milenarias por amor a la tradición, sino por la sensación de relajación y tranquilidad que les permiten sentir. No les importa mucho tener que afrontar los problemas. Su calma y serenidad son proverviales.
¿Es peligroso el stretching?
Todo es peligroso si se hace de forma incorrecta. Comer puede ser peligroso, conducir, cruzar una calle, trabajar, hacer jogging, ver televisión durante demasiado tiempo, hacer aeróbic y culturismo,... ¡o sea, todo! Si no lo hace correctamente, el stretching es peligroso. Es verdad que los ejercicios no someten el sistema cardiocirculatorio a grandes esfuerzos, pero unos estiramientos bruscos y excesivos acarrean peligros.
La función de este libro es evitar que se produzcan estas situaciones de peligro.
En realidad, el estiramiento es una cosa sencilla y simple si se hace correctamente, no solamente por el peligro, sino por el éxito. Así pues, el autor les desea los mayores éxitos con este libro y con los ejercicios de stretching. Y quizás el editor consiga acercarles a otras disciplinas pensadas "para mantenerse en forma", que en definitiva le ayudarán a alcanzar sus otras metas, o sea conseguir estar delgado y tener buen aspecto.

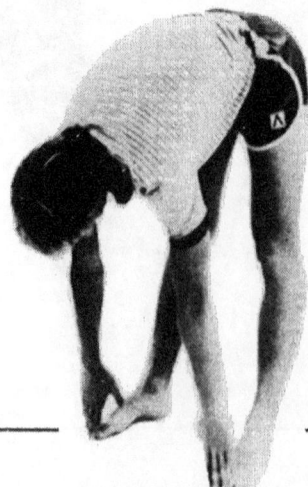

**Ejercicio 9:** Este es un ejercicio muy similar. Aquí se cruzan las piernas como lo demuestra la fotografía claramente. En la primera parte del ejercicio toque el pie izquierdo con las manos una sobre otra.
Seguidamente, cruce las piernas hacia el otro lado y toque entonces con ambas manos el pie derecho.

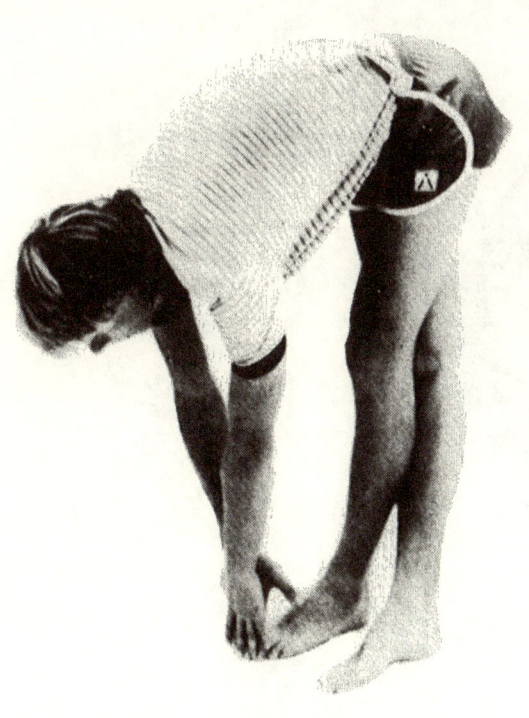

**Ejercicio 10:** Aquí la cosa se hace más extrema: está de pie con las piernas separadas, pero no tanto que sienta dolores. Ahora toque con ambas manos primero la punta del pie derecho durante 30 segundos, seguidamente la punta del pie izquierdo durante otros 30 segundos.

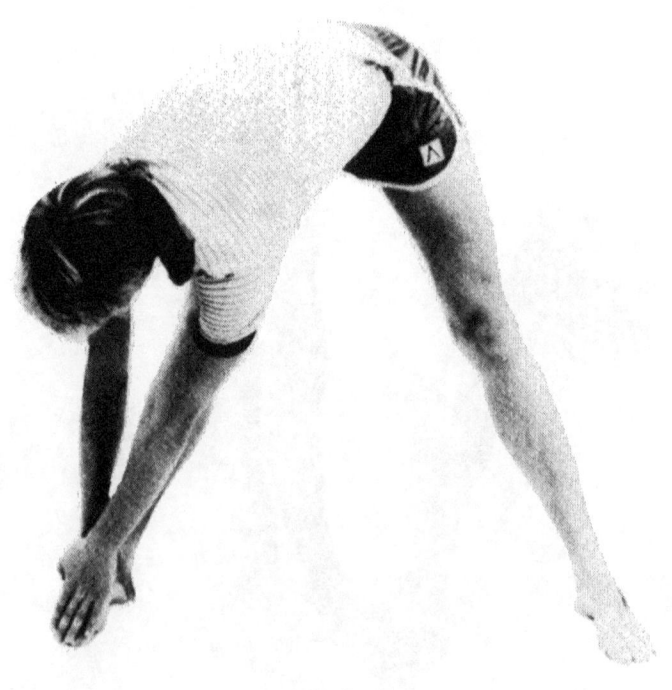

**Ejercicio 11:**   Es algo más dinámico y enérgico.
Coloque la pierna derecha hacia adelante y estire la
pierna izquierda hacia atras.
Incline el tronco hacia adelante, de tal forma que toque
el muslo, y tóquese el pie derecho con las palmas de
las manos. Estire también el pie izquierdo.
Seguidamente, cambie la posición de las piernas,
colocando la pierna izquierda hacia adelante, y repita
el ejercicio desde el principio.

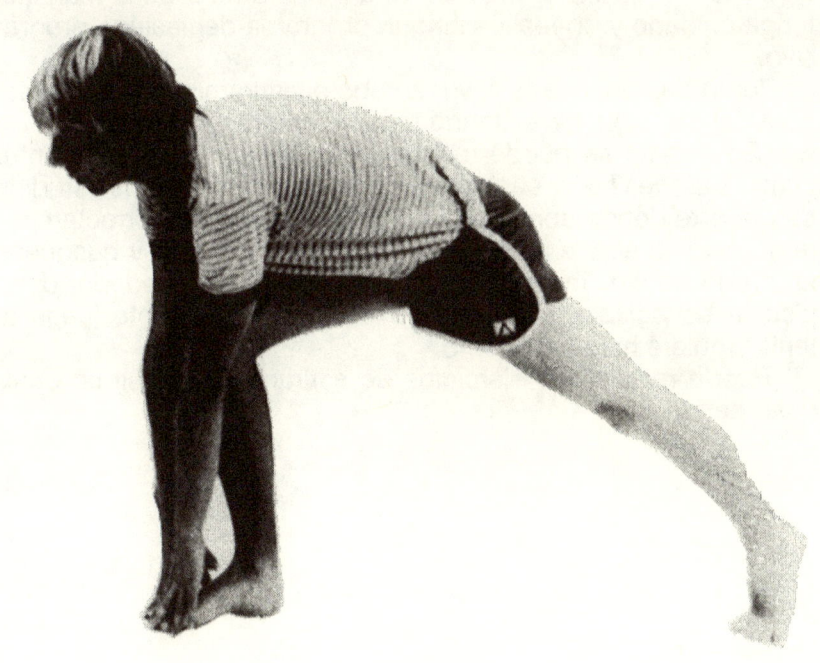

¿Cómo se siente ahora?

¡Felicidades!

Ha realizado su primer programa de estiramiento. Todo viaje comienza al dar el primer paso, y ahora está en el mejor camino de familiarizarse con un programa de estiramiento.

Con todo derecho ahora se preguntará a qué hora del día debe realizar estos ejercicios. Puede llevarlos a cabo a cualquier hora, pero no es aconsejable realizar un programa de estiramiento demasiado fuerte justo después de levantarse. Los músculos, los tendones y los ligamentos aún están "fríos", no están todavía en funcionamiento. Esta es la razón por la cual muchos gimnastas madrugadores han sufrido muchas lesiones.

Si quiere realizar los ejercicios a primera hora de la mañana, tenga cuidado y no realice ningún programa demasiado progresivo.

Por lo demás, puede llevar a cabo el estiramiento a cualquier hora del día, siempre evitando tener el estómago lleno.

¿Solamente se puede realizar el estiramiento en casa entre cuatro paredes? ¡Por supuesto que no! Existen muchos estudios de deporte donde aprenderá a hacer estiramiento correctamente. ¡O hágalo al aire libre! Lleve una manta consigo y búsquese un prado bonito. También en el césped que hay alrededor de la piscina es posible, o en el club donde normalmente juega al tenis y quiere hacer atletismo.

¡Puede realizar los ejercicios de estiramiento (casi) en cualquier parte!

# *RESPIRAR Y CONTAR*

No hay mucho que decir sobre la respiración, solamente que debe ser acompasada. Respire lentamente y durante los procesos de estiramiento no contenga la respiración, ya que es una señal de que no está relajado como debiera.

Ahora pasemos a la cuestión de contar. Póngase de pie y cuente sus espiraciones e inspiraciones durante 30 segundos. Si ahora quiere realizar un ejercicio de estiramiento y debe mantener una determinada posición durante 30 segundos, únicamente tiene que contar el número de inspiraciones y respiraciones correspondientes.

De esta forma puede medir el tiempo que desee, ya que en el programa para avanzados se mantienen las posiciones más de 30 segundos.

# DEBERÍA PENSAR EN SU ALIMENTACIÓN

Y otra vez un capítulo dedicado a la alimentación, pensará Vd. Seguramente habrá leído y oído lo suficiente sobre el tema, quizá demasiado.

Existen muchas opiniones al respecto y lo que queda de todo ello es un barullo según el lema: ¡Todo está bien, nadie tiene ni idea!

Todos los artículos que se han escrito hasta el momento, mezclado con intentos publicitarios y también manipulaciones de la industria, no pueden engañarnos pasando por encima de algunos hechos importantes, que queremos mencionar a continuación:

1. En nuestra denominada sociedad de consumo se come en exceso.
2. Comemos de forma incorrecta, demasido incorrecta.
3. Si hacemos régimen, aún comemos más incorrectamente.
4. Nuestras costumbres alimenticias nos acarrean enfermedades.
5. Al programar curas de adelgazamiento a menudo se olvida que la ingestión de calorías es el factor decisivo.

Si no tiene sobrepeso, muchas felicidades.

Tiene Vd. algo por lo que le envidiarían millones de personas. Y sin embargo puede tener problemas por esa causa: quizá se alimente de una forma que no debiera. Por ello, debería seguir leyendo este capítulo y estudiar los principios aquí presentados de la misma forma que los "obesos" sobre los que hablaremos más adelante. Su alimentación podría no ser correcta, a pesar de su delgadez, por no ser equilibrada. Quizá se sienta a menudo cansado y abatido, le cueste levantarse por la mañana o le falte energía, por lo cual quizá tenga carencia de alguna vitamina o mineral, posiblemente porque come poca fruta.

La alimentación debe ser equilibrada, y sobre esto hablaremos más tarde.

Ahora pasemos a los obesos.

Este es un problema que se nos presenta diariamente. Realmente es un problema, si no las legiones de obesos no estarían siempre buscando esa píldora o polvito que hace que "los kilos se disuelvan por sí solos".

No existen estos remedios que con el tiempo hacen que su figura sea la de un maniquí. Si se conforma con este hecho, habrá dado un paso importante (y habrá ahorrado mucho dinero a partir de ahora).

¿Pero, qué es lo que realmrente ayuda? El autor del este libro aconsejó a innumerables señoras y señores y les llevó al éxito cuando siguieron sus indicaciones.

Tomemos un ejemplo de la vida cotidiana:

"Quiero adelgazar con éxito."

¿Qué es lo que entiende por "con éxito"?

La señora: "Pues quiero estar como la Fonda o la Rome o mi vecina –es maniquí–."

"¡Eso no es posible!"

"Créame, tómese a Vd. misma como referencia de su éxito."
"?".

"Pésese, tómese las medidas, mídase el pliegue al lado del ombligo. Apúnteselo todo. ¡Si disminuyen todos los valores, habrá tenido éxito!"

"Hm, ¿Y cómo va esto de rápido?"

Mirada sobre los "kilos": "El tiempo no desempeña un papel tan importante. Lo que ha tragado –y con perdón– en estos últimos 8 años no puede perderlo en un par de semanas."

"¿Y qué es lo que tengo que hacer?"

"Comer solamente 1.200 calorías al día."

"¿Y nada más?"

"Esto es suficiente por el momento. Y si no adelgaza más vuelva a verme."

Pasadas un par de semanas, de nuevo la misma señora.

"He adelgazado realmente, aquí puede ver las medidas. Pero hace una semana que no adelgazo ni un gramo. ¿Y ahora qué? Estoy muy triste."

"Es normal que no siga adelgazando."

"¿Y así es cómo me quedaré?"

"¡Por supuesto que no! Mire, su metabolismo ha recibido una señal, que podría ser ésta: Ahora vas a recibir menos alimento, ten cuidado, ahora tienes que conformarte con esto. ¡Así que trabaja más despacio! ¡Muy lentamente! Yo –el metabolismo– tengo que contribuir a que esta persona sobreviva. ¡La situación puede hacerse crítica!

Por tanto, su metabolismo se ha hecho tan lento que puede pasar con 1.200 calorías.

"O sea, que tengo que comer aún menos."

"¡Eso sería erróneo! Tomando menos de 1.200 calorías al día corre peligro de recibir la cantidad insuficiente de vitaminas, minerales y oligoelementos. A largo plazo puede ser peligroso, le harían sentirse débil y cansada, sin ánimos para nada, incluso llegaría el momento en que Vd. misma se rendiría y comenzaría a comer de nuevo como antes. Pronto habría ganado más peso que antes, ya que el alimento encontraría un metabolismo muy lento. No, lo que tiene que hacer sencillamente es acelerar el metabolismo.

"¿De qué forma?"

"¡Moviéndose!"

"¿Moviéndome? ¿Qué es lo que tengo que hacer? ¿Correr? ¿Nadar? ¿Hacer ejercicios con pesas?"

"Sí, más o menos. Podría hacer, por ejemplo, entrenamiento de musculación, con lo cual tendría la ventaja de que los músculos queman calorías estando en reposo. Estupendo, ¿verdad? Y si además hace jogging, natación o va en bicicleta 3 veces por semana o realiza cualquier otra actividad que requiera esfuerzo, conseguirá que su metabolismo se active.

"¿Y eso es todo?"

"¡Eso es todo! Pronto descubrirá otra cosa. ¡No solamente seguirá adelgazando, sino que se sentirá mucho mejor! Además, incluso puede comer algo más.

Después de un tiempo, el autor se encontró de nuevo con la señora y se hizo balance: Todas las medidas del cuerpo habían disminuido y el pliegue del ombligo era mucho más delgado. Solamente la balanza no indicaba los kilos deseados.

¿Un fallo? De ninguna forma, ya que tenía el aspecto de persona delgada, lo cual era también consecuencia del entrenamiento de musculación. Un cuerpo entrenado siempre parece más delgado, y además los músculos son considerablemente más pesados que la grasa. ¿Es determinante la balanza?

Para los deportistas, las balanzas tradicionales no tienen ninguna validez. Según las tablas, la mayoría de los deportistas tendrían exceso de peso, ya que tienden a aparecer en la franja del exceso de peso a causa de la gran masa muscular.

¿Y eso es todo lo que hay que hacer para perder peso? ¡No solamente para adelgazar, sino para adelgazar de forma sana!

Si además la alimentación de esta dieta está equilibrada, entonces habrá hecho todo lo que está en su mano para su salud.

¿Qué quiere decir realmente equilibrada?

Coma diariamente fruta, verdura, frutos secos, productos lácteos y de cereales. Sobre el consumo de carne puede haber discusiones. Según la experiencia del autor, la exclusión de la carne de una dieta no disminuye en absoluto el rendimiento. Con ello estaría todo dicho a grandes rasgos sobre la alimentación sana y la pérdida de peso. Adelgazar es cosa de disciplina y de motivación.

# A LOS 14 DÍAS AMPLIAMOS NUESTRO PROGRAMA

Antes de pasar a la ampliación del programa y añadir nuevos ejercicios, les presentamos algunos principios que debería observar a la hora de realizar el estiramiento.

1. No realizar ningún movimiento brusco ni rebotar durante el ejercicio. Lleve a cabo el movimiento con calma, de forma exacta y suave.
2. Durante el período de estiramiento, debería estar lo más relajado posible. Realice el estiramiento "aisladamente", es decir, concentrándose en la zona que se está estirando, el resto del cuerpo está totalmente relajado.
3. Antes de dar comienzo a su programa de estiramiento debería precalentarse. Haga un poco de carrera gimnástica sin moverse del sitio y haga girar mientras tanto los brazos. Si realiza alguna clase de deporte sería una buena idea hacer ejercicios de estiramiento después del partido de tenis o el jogging.
4. Nunca realice el estiramiento con fuerza, no quiera llegar hasta el límite. Tan pronto como note un tirón o incluso un dolor, disminuya ligeramente el estiramiento.

5. Mantenga la posición de estiramiento durante 15 ó 30 segundos. Seguidamente haga una pequeña pausa y entonces puede repetir de nuevo el mismo estiramiento.
6. Realice los ejercicios 3 veces a la semana, 2 veces también
   es efectivo, pero por debajo de eso, el programa de estiramiento no tendrá prácticamente ningún efecto.

Ahora pasaremos a otros ejercicios. Puede considerarlos como un programa aparte o realizar primero los ejercicios 1 a 11;
ello depende del tiempo que pueda dedicarle en su vida cotidiana.

**Ejercicio 12:**  Échese en el suelo sobre el vientre y apoye las
manos al lado del cuerpo.
Ahora levante lentamente el tronco y mantenga la
cabeza recta.
Sobre todo al principio, no se levante demasiado.
Con el paso del tiempo, su espalda se hará más
flexible y su ámbito de estiramiento aumentará por
sí solo.
Mantener esta posición durante 30 segundos.

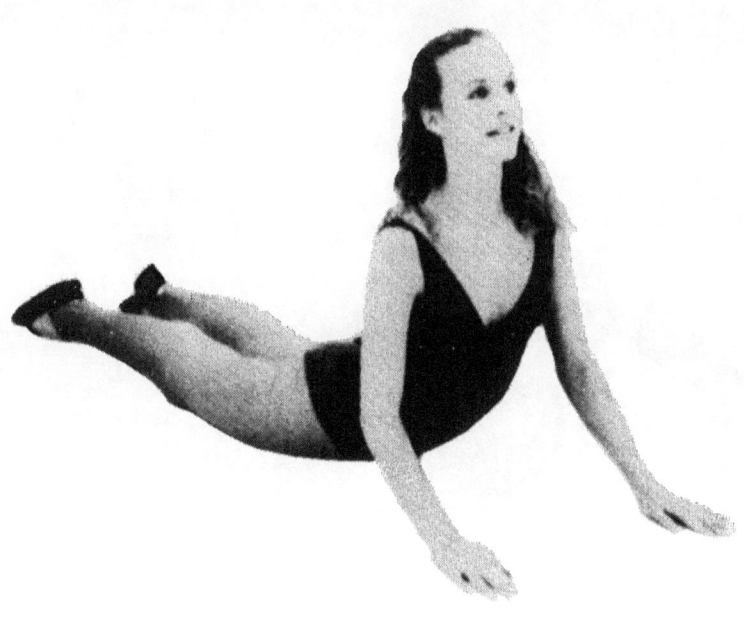

**Ejercicio 13:**   Échese sobre la espalda y estire los brazos al lado del cuerpo.
Ahora levante primero las piernas, después el tronco, baje las piernas estiradas hasta que las puntas de los pies toquen el suelo. Mantenga las piernas estiradas.
También en este ejercicio procure no exagerar, no realice ningún movimiento brusco, no se desanime si en las primeras semanas aún no logra tocar el suelo con la punta de los pies. Tenga paciencia, si fuerza la situación perderá más que ganará.

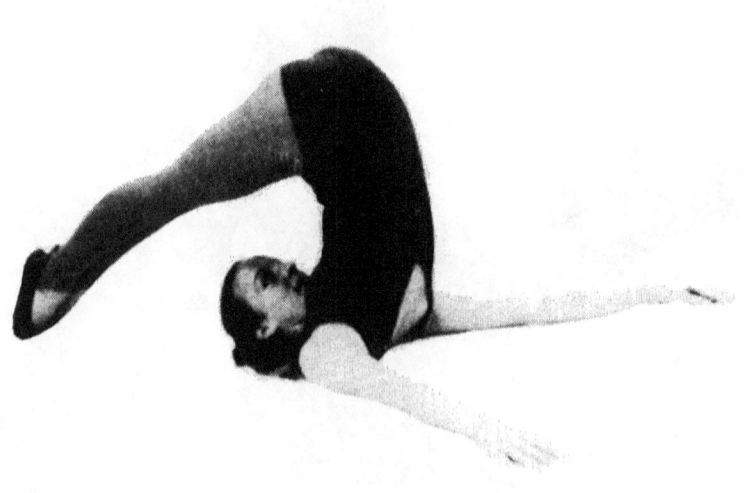

**Ejercicio 14:**     Sentado en una posición erguida y normal, incline el tronco hacia adelante y estire los brazos debajo de la silla, tal y como se muestra en la fotografía.

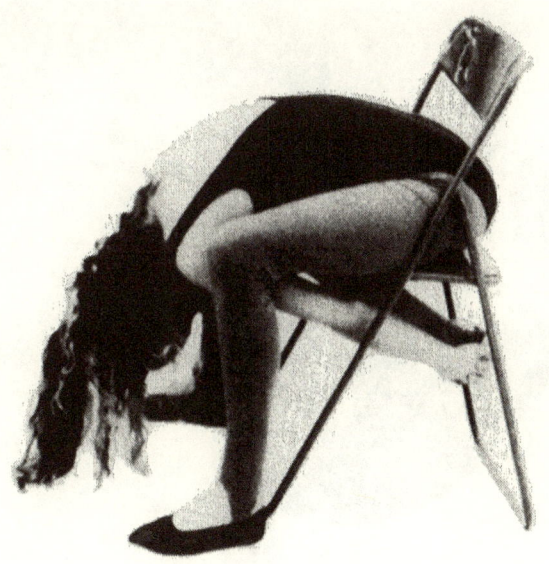

**Ejercicio 15:**     Échese en el suelo estirado sobre el vientre.
                      Cójase el pie derecho e izquierdo y levante
                      lentamente las piernas y el tronco. Mantenga esta
                      posición durante 15 ó 30 segundos.

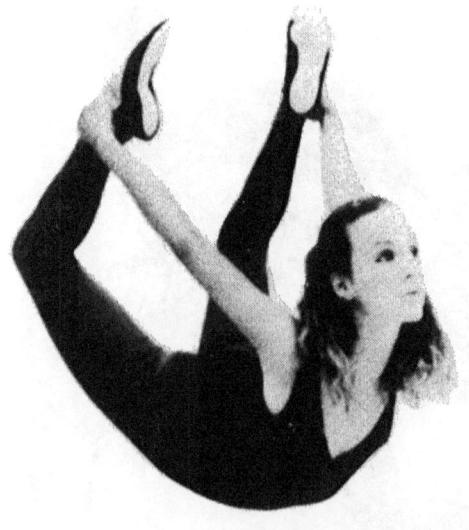

**Ejercicio 16:**   Sentado sobre el suelo, estire las piernas hacia adelante. También los pies deben estar estirados. Ahora incline el tronco lentamente hacia adelante y cójase los pies. Intente tocar el suelo con los codos. Tampoco realice ningún movimiento brusco.
En poco tiempo logrará tocar las rodillas con la cabeza, tal y como lo muestra la fotografía.

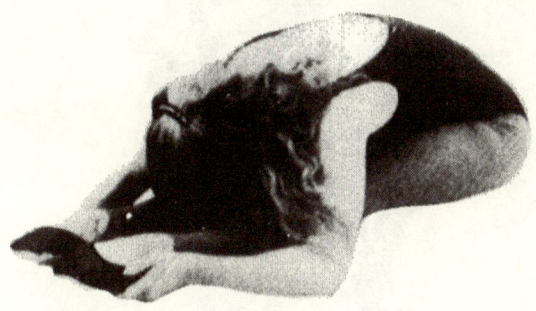

**Ejercicio 17:**   Muestra un movimiento en sentido contrario. Arrodíllese en el suelo. Inclínese seguidamente hacia atrás y apóyese con los brazos estirados, como puede verse en la fotografía.
En este ejercicio debería notar un estiramiento en los muslos.

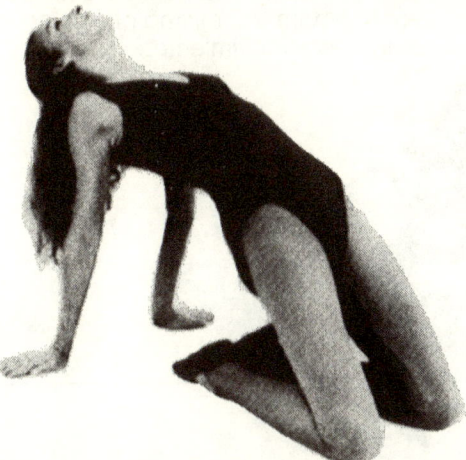

**Ejercicio 18:** Muestra un movimiento giratorio de las caderas. Siéntese lateralmente en una silla, sujétese en el respaldo y gire el tronco a la altura de las caderas. No olvide realizar un giro en sentido contrario.

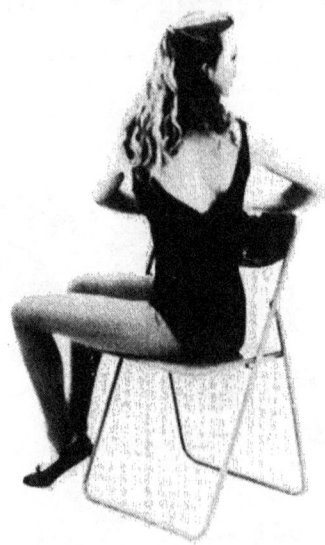

**Ejercicio 19:** Siéntese en el suelo, junte las plantas de los pies, rodee las puntas de los pies con las manos, incline el tronco ligeramente hacia adelante y con los codos presione las rodillas ligeramente hacia abajo.

Como en todos los ejercicios, evite realizar los movimientos bruscamente o empleando la fuerza. Pronto notará Vd. mismo que ya no le cuesta realizar este movimiento.

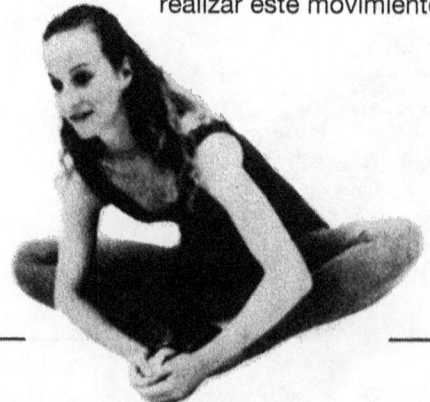

# ¿DEBO CAMBIAR MI FORMA DE VIDA SI HAGO ESTIRAMIENTO?

Vd. plantea esta cuestión con mucha razón.

Empezaremos desde un principio. Si está tan gordo que ya no puede verse las puntas de los pies cuando está de pie, desde este momento debería proponerse algo: adelgazar. Con una corpulencia tal sería aconsejable que visitara un médico antes de comenzar con una dieta. Sin embargo, puede comenzar con el estiramiento. Que se vea limitado en su movilidad a causa de los michelines es natural.

¡O sea, que a perder esos kilos de más!

Pero ahora se dará cuenta de una enorme ventaja si quiere perder peso y empieza a realizar los ejercicios de estiramiento: Desarrollará automáticamente un instinto para lo que es saludable. Pronto pensará que quizás una rebanada de pan integral sea mejor que un panecillo de pan blanco, que sería mejor reducir el consumo de tabaco y limitar la ingestión de alcohol a la mitad. ¡Y no solamente pensará sobre ello, sino que lo pondrá en práctica!

El estiramiento es el programa que intenta acercarle al deporte. El estiramiento no es ningún deporte, pero prepara el camino que conduce a la salud y al deporte.

Imaginémonos un hombre de 100 kilos de peso. ¿Puede hacer jogging? No, apenas, para ello le falta movilidad y tanto sus articulaciones como su sistema cardiovascular están en peligro.

¿Podría hacer ejercicios con aparatos? Podría ser, pero sudaría muchísimo, y ciertos ejercicios no los podría realizar o resultarían peligrosos para él. El estiramiento, por el contrario, no somete el sistema cardiovascular a un gran esfuerzo, no requiere que los músculos trabajen excesivamente y no expone las articulaciones a golpes y movimientos bruscos, lo cual constituye el principio del acercamiento de los obesos a la vida sana y al estar en forma.

Si únicamente nos sobran un par de kilos, podemos realizar el estiramiento sin problemas, el programa por sí solo nos acercará a otros deportes, le dará ese "instinto" para lo que concierne al cuerpo y despertará la necesidad de llevar una vida saludable. Cuide su alimentación; incluso podría empezar con un entrenamiento cardiovascular o de musculación.

Ya en las primeras semanas podrá notar que se han realizado cambios en Vd. ¡Incluso los podrá ver!

# UN NUEVO PROGRAMA DE ESTIRAMIENTO

Si hace 14 días que realiza el último programa, seguramente se le hará pesado. Ahora cambiaremos radicalmente de orientación y abordaremos un programa totalmente nuevo.

Antes de ello, algunos principios a recordar:

1. Intente variar un poco sus ejercicios. Realice pequeñas variaciones que podrán consistir en separar las piernas un poco más, girar los pies un poco más hacia adentro o hacia afuera, etc. Sólo con estas pequeñas modificaciones descubrirá interesantes aspectos nuevos de su programa.

2. De nuevo: No rebote cuando realice los ejercicios. Llévelos a cabo de forma relajada y lenta. Si rebota o se mueve bruscamente no conseguirá que su cuerpo se relaje, sino que aumentará su tensión.

3. ¿Hace deporte y tiene agujetas? Al acostarse debería estirar los músculos en los cuales nota las agujetas. Notará que al día siguiente no le duelen tanto o incluso han desaparecido las molestias.

4. Sea firme, realice los ejercicios de estiramiento con regularidad. Incluya el programa de estiramiento en su agenda y de-
   termine los días en que llevará a cabo el programa.
5. Es mejor estirar un poco menos que en exceso. No se impon-
   ga demasiadas metas; ello ha sido la causa de muchos aban-
   donos.
6. Estire aisladamente: el resto del cuerpo debe estar relajado.
   Concéntrese en la parte del cuerpo que está estirando.
7. El estiramiento no es ningún deporte. Por tanto, su programa
   de estiramiento tampoco debe ser un campeonato. Si realiza
   los ejercicios de estiramiento en pareja o en grupo con varias
   personas, no debería intentar superar a sus compañeros.
8. Puede cambiar el programa que figura en su agenda si realiza
   algunos ejercicios de estiramiento a lo largo del día. Escuche
   a su cuerpo. ¡Realice el estiramiento siempre que tenga ganas
   para ello! Cuide solamente de que este programa, entre
   horas, no se exagere demasiado.
9. Aún me queda algo por dercir: ¡No se limite únicamente a leer
   este libro, haga alguna cosa! No conseguirá desarrollar ese
   instinto para el cuerpo, no será más flexible si solamente ojea
   este libro y lo coloca en la biblioteca.
   ¡Haga estiramiento!

**Ejercicio 20:** Échese estirado en el suelo y estire los brazos por encima de la cabeza.
Estire manos y pies, estire cada vez más, alárguese y relájase de nuevo.
Este ejercicio debería realizarlo antes de cada programa de estiramiento y como punto y final. Si le apetece, también lo puede realizar entre otros ejercicios.

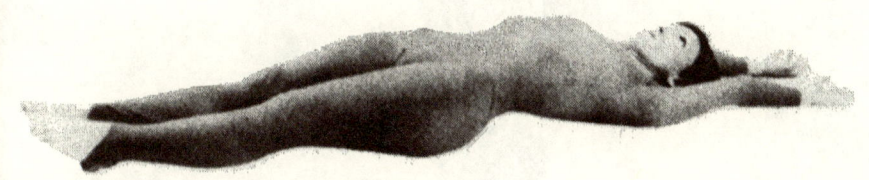

**Ejercicio 21:**  Póngase de pie. Separe los pies a una distancia
equivalente a la anchura de sus hombros.
Levante los brazos estirados y entrelace los dedos
con las palmas de las manos vueltas hacia arriba.
Ahora estírese y alárguese hacia arriba lentamente
y mantenga la posición durante unos 30 segundos.

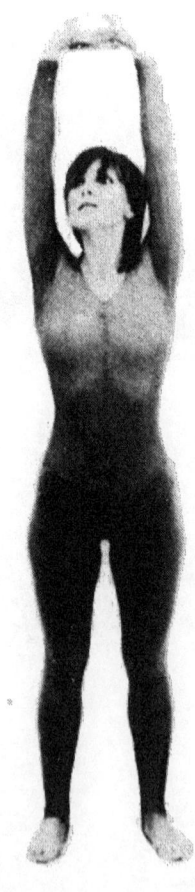

**Ejercicio 22:** Ahora intentaremos relajar los hombros y hacerlos más móviles.
Coja un palo de escoba por los extremos y muévalo lentamente hacia arriba –empezando por el vientre hasta colocarlo encima de la cabeza– y de nuevo hacia abajo.
Realice el ejercicio lo más lentamente posible, con suavidad y sin brusquedad. Repítalo 12 veces.

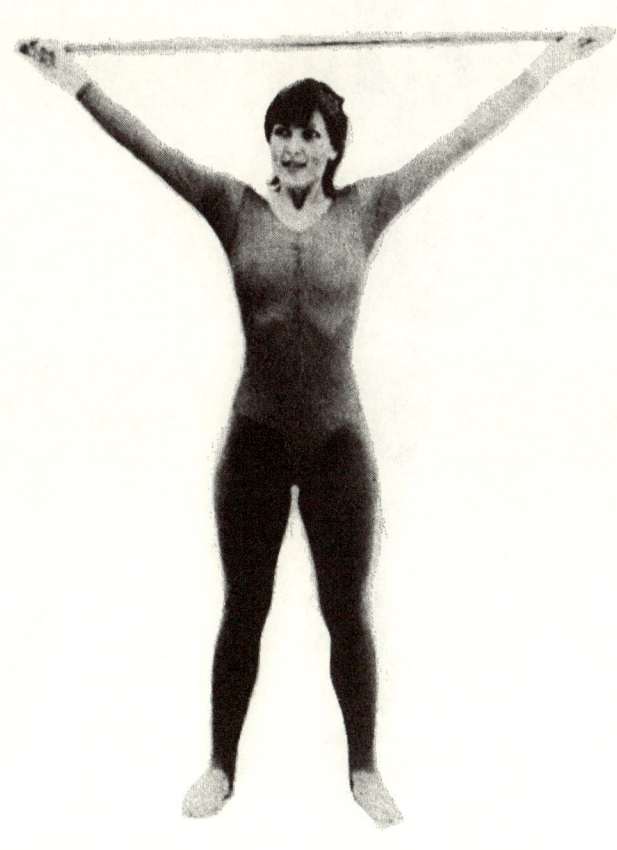

**Ejercicio 23:** Colóquese de pie, entrelace de nuevo los dedos y empuje las palmas de la mano hacia abajo, manteniendo los brazos estirados en la espalda.

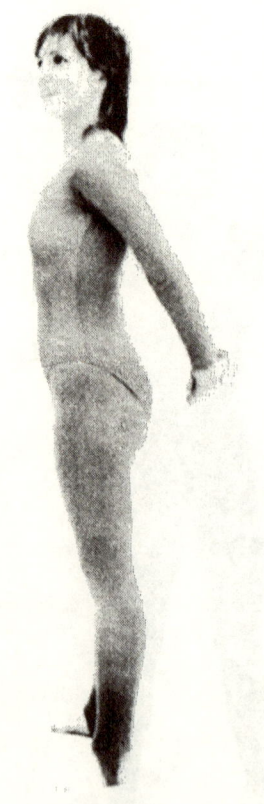

**Ejercicio 24:** Estando de pie, separe las piernas. Levante el brazo derecho y flexiónelo, tocándose la parte superior de la espalda. Con ayuda del brazo izquierdo, empuje sobre el codo derecho hacia atrás.
Pasados 30 segundos repita este proceso con el otro brazo.

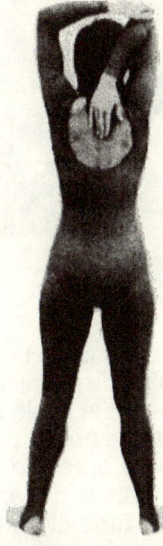

**Ejercicio 25:** Siéntese en el suelo con las piernas estiradas, incline el tronco lentamente hacia adelante. Cójase los pies e intente tocar el suelo con los codos. En este ejercicio es importante que incline el cuerpo hacia adelante desde las caderas.
Manténgase durante 30 segundos en una posición que sea cómoda para Vd.

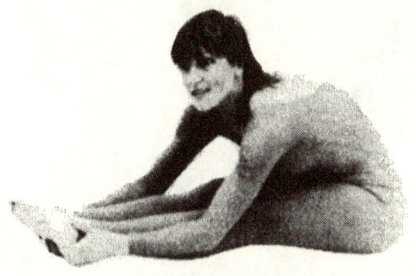

**Ejercicio 26:**   Échese en el suelo de costado, apoye el tronco
sobre el codo.
Con la otra mano cójase la articulación del pie de
la pierna que ha flexionado y empújelo hacia atrás.
Repita el ejercicio con la otra pierna.

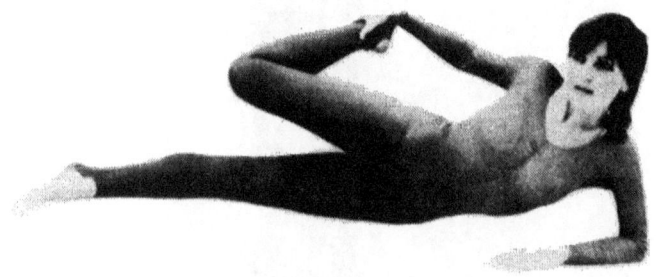

**Ejercicio 27:**   No es realmente un ejercicio de estiramiento, sino
más bien de fortalecimiento.
Échese en el suelo con las piernas flexionadas y
las plantas de los pies en el suelo.
Cruce los brazos detrás de la cabeza levante
lentamente la cabeza y los hombros. No necesita
levantar todo el tronco. El músculo abdominal que
se pretender fortalecer solamente tiene un radio de
movimiento muy limitado. Por tanto, es suficiente
que separe el tronco unos pocos centímetros del
suelo. Para volver a la posición inicial, lo mejor es
hacer que su tronco "ruede" sobre el suelo,
vértebra por vértebra.

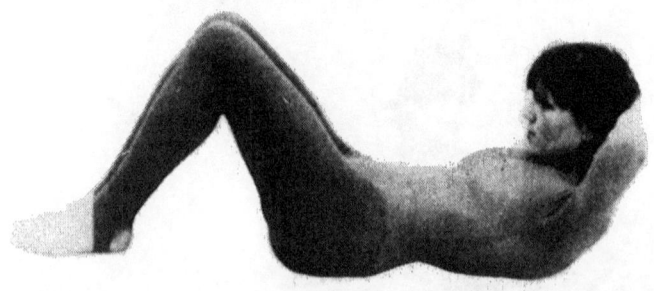

**Ejercicios 28-30:** Ya los hemos visto anteriormente.
Estire su cabeza hacia atrás, en el ejercicio n° 29
hacia adelante y con  el n° 30 hacia el lado.
Con estos ejercicios ha finalizado un nuevo
programa. Debería realizar estos ejercicios en los
próximos 14 días.

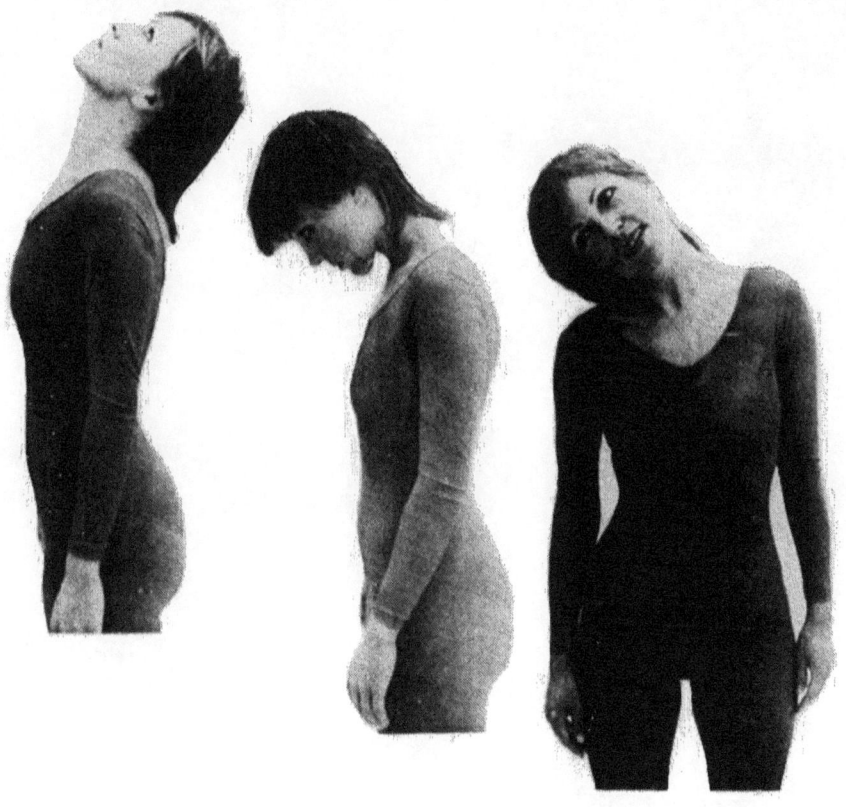

Y ahora hablaremos de cómo podemos aumentar nuestro
éxito y hacerlo más efectivo.

# ¿CÓMO PUEDE AUMENTAR SU ÉXITO?

Acuérdese: ¡El estiramiento no es ningún deporte, tampoco un campeonato!

¡Tenga cuidado al comenzar con el estiramiento, evite sobre todo –no nos cansaremos de repetirlo– los estiramientos bruscos!

Al realizar el estiramiento no puede forzar el éxito. Tenga como principio que no hace estiramiento por estar más flexible, sino por sentir bienestar. Ya sabe que después de estar trabajando durante varias horas, uno se siente bien cuando se estira y se alarga, y así debería ser.

A pesar de ello, queremos estudiar la manera de obtener mejores resultados con el estiramiento.

Es verdad que el estiramiento aumenta la flexibilidad, pero sus músculos no se fortalecen suficientemente. Tampoco el sistema cardiovascular se ve afectado. Y son tres los factores que corresponden a todo entrenamiento:

1. Entrenamiento de la flexibilidad.
2. Entrenamiento muscular.
3. Entrenamiento cardiovascular.

Consecuentemente, debería incluir los dos últimos factores en su programa para estar en forma. Esto constituirá un adelanto importante. Además habrá creado las bases ideales para practicar algún tipo de deporte de forma exitosa, para lo cual solamente necesitará el entrenamiento de la técnica.

Además aumentará su éxito si se sigue estirando con regularidad. El estiramiento debe convertirse en parte integrante de su vida cotidiana; un entrenamiento regular siempre conduce al éxito.

También aumentaría el éxito realizar los ejercicios de estiramiento en un gimnasio, en el cual se ofrezca un buen programa de estiramiento dirigido por monitores especializados. De esta forma podrá obtener nuevas experiencias, intercambiar opiniones y a la vez realizar un entrenamiento de musculación si el gimnasio dispone de los aparatos necesarios. También aquí debe disponerse de un buen instructor, ya que en el entrenamiento de musculación puede ocurrir que aparezcan lesiones si se utilizan incorrectamente los aparatos. Si el gimnasio ofrece, además, clases de aeróbic, impartidas por una persona cualificada, habrá encontrado el sitio ideal para llevar a cabo su programa para mantenerse en forma y sano.

Si además sigue las reglas básicas sobre alimentación, está en el camino que le conducirá al éxito, el resto es solamente cosa de su perseverancia y del tiempo.

# UN NUEVO PROGRAMA

Comience de nuevo echándose en el suelo completamente recto y estirándose y alargándose (Fotografía 31).

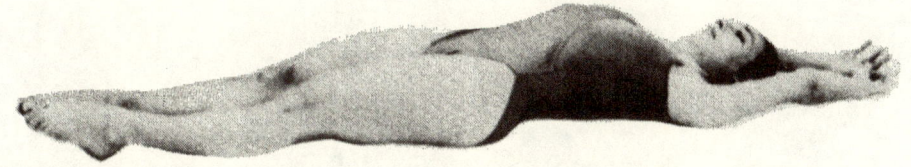

**Ejercicio 32:**     Con el ejercicio ya descrito que se realiza con el palo de una escoba (22), relajamos nuestros hombros.

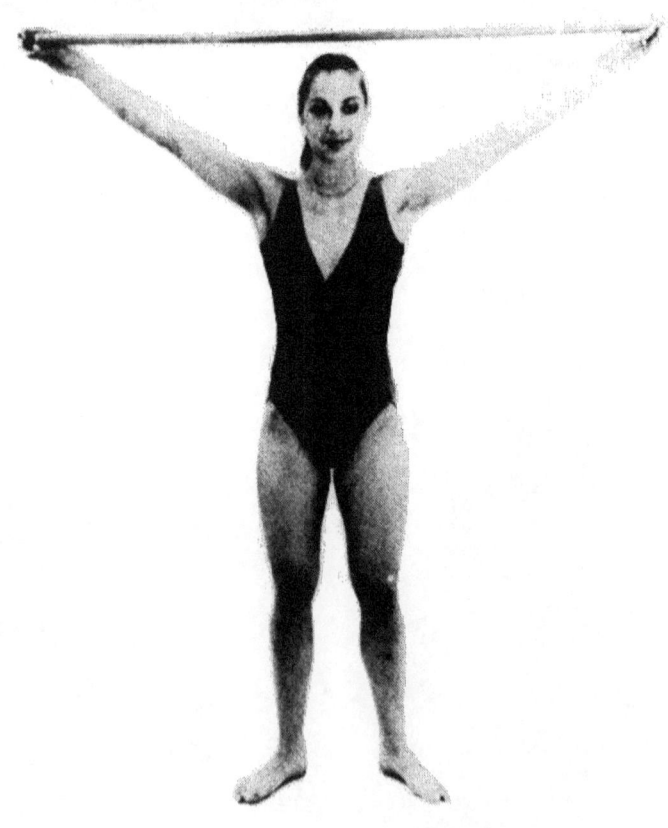

**Ejercicio 33:**     Estiramos nuestra espalda, como puede apreciarse
en la fotografía (ver también nº 14).

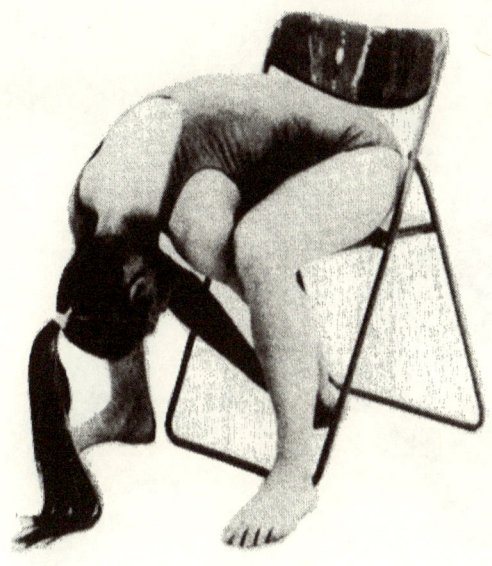

**Ejercicio 34:**  Seguimos estirando, inclinándonos primero hacia la pierna derecha y después hacia la izquierda.

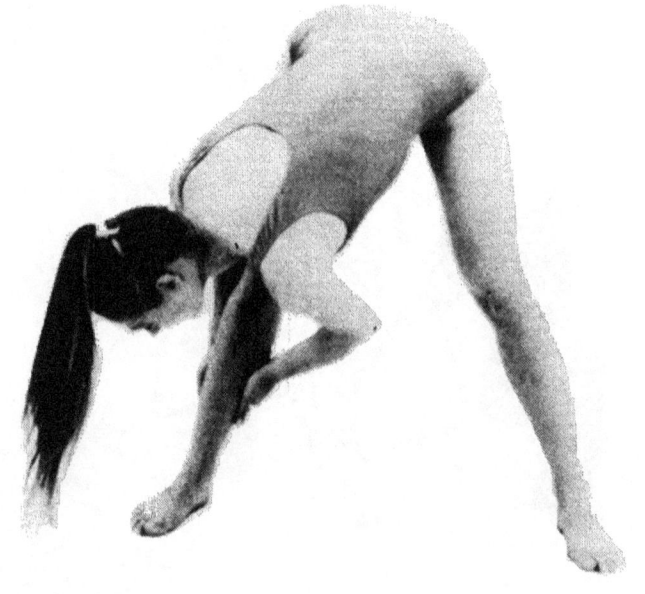

**Ejercicio 35:**   Proviene de una posición de yoga (llamada cobra). Al realizar este ejercicio cuide de no estirarse hacia atrás en exceso y con fuerza.

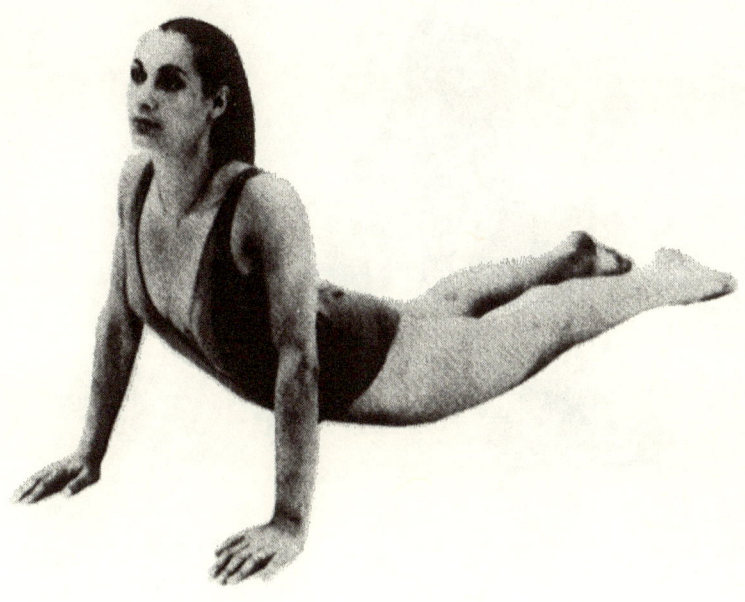

**Ejercicio 36:** Separe las rodillas empujando con los codos. Las plantas de los pies están firmemente unidas.

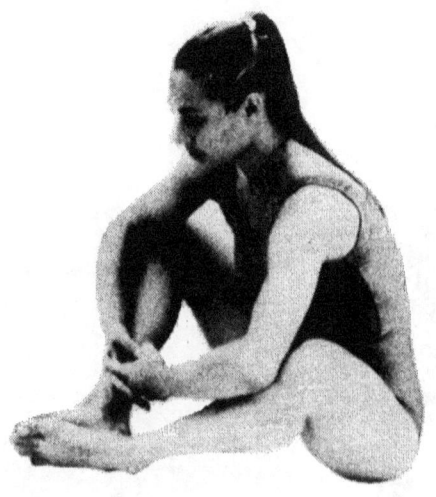

**Ejercicio 37:**  Ya lo había tenido en su programa. Estire la pierna derecha hacia atrás con fuerza, mientras la izquierda permanece flexionada. Alterne las piernas.

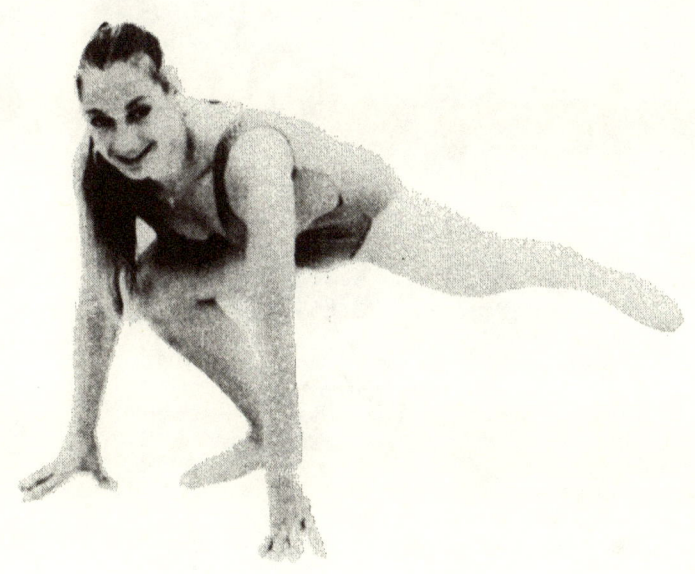

**Ejercicio 38:**     Este ejercicio es nuevo. Siéntese en el suelo y
                      acerque una pierna suavemente al cuerpo. ¡No
                      olvidar la otra pierna!

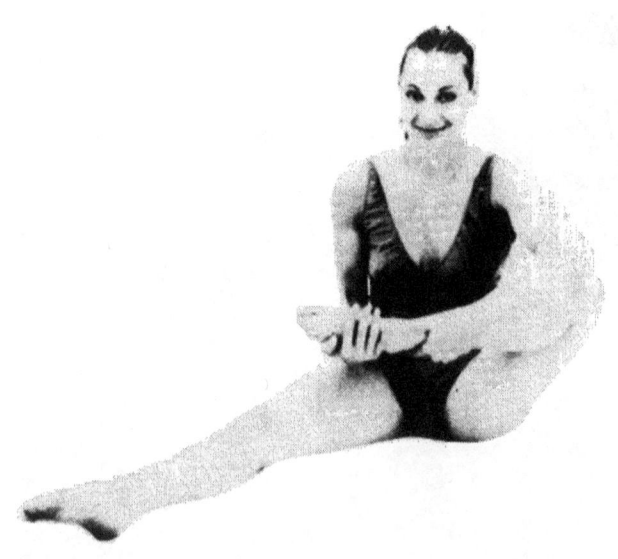

**Ejercicio 39:** También lo hemos visto antes. Sentado en el suelo con las piernas separadas, inclínese primeramente hacia la izquierda, después hacia la derecha. Mantenerse siempre unos segundos en una fase del estiramiento.

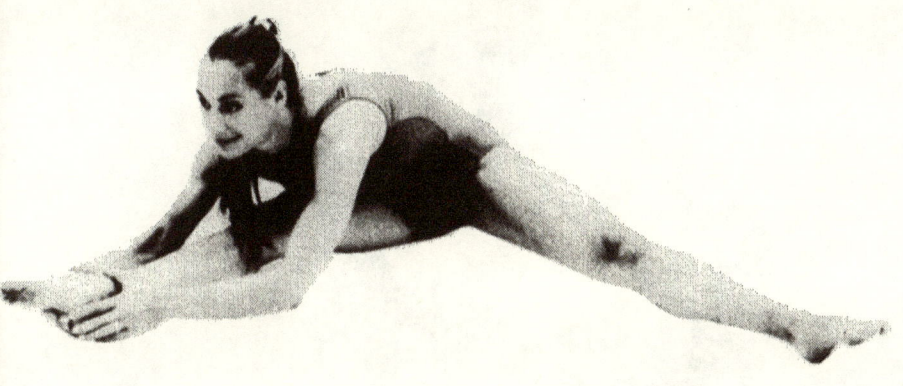

**Ejercicio 40:**     Vemos una variante, en la cual estiramos el tronco
hacia adelante con ayuda de un palo de escoba
fijado con los pies.

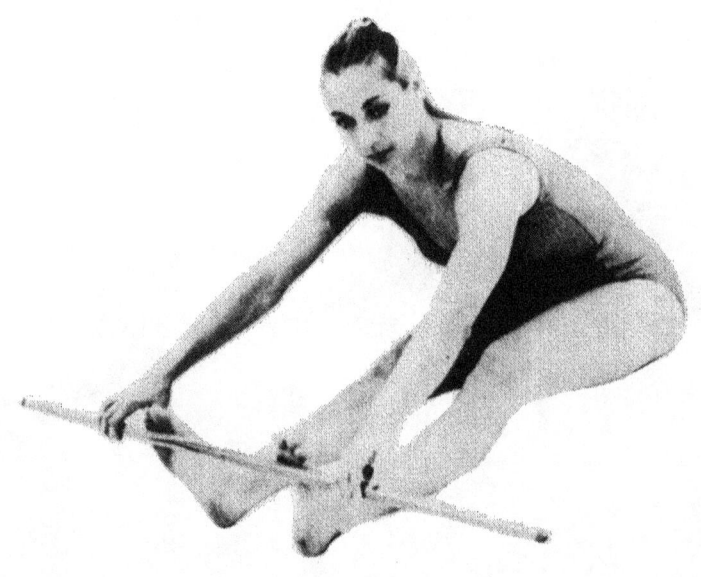

**Con el
ejercicio 41**   Damos por terminado el programa. Sentado
lateralmente en una silla, como lo muestra la
fotografía, se sujeta al respaldo de la silla con las
manos y se estira el tronco desde las caderas
hacia la derecha tanto como se pueda.
Seguidamente, cambiar de lado.

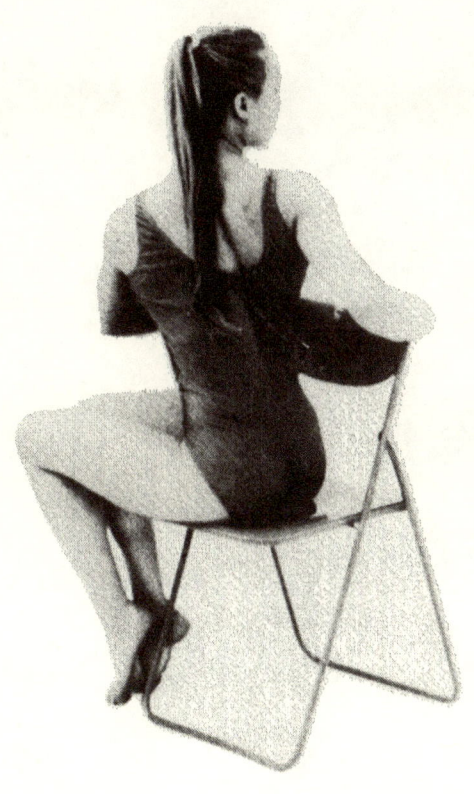

## ESTIRAMIENTO – A CUALQUER HORA Y EN CUALQUIER LUGAR

¿Cuándo puede realizar los ejercicios de estiramiento?
¿Dónde debería realizarlos?

Los ejercicios de estiramiento los puede realizar a cualquier hora del día. Cuando se despierte por la mañana, estírese y desperécese. Hace milagros y enseguida notará como el sueño "se le escapa de los huesos". Al levantarse, realice 2 ó 3 ejercicios de estiramiento con mucho cuidado, ya que su cuerpo aún está frío y entumecido.

La vida diaria comienza, y en el transcurso del día puede introducir pequeños ejercicios, además de su programa habitual de estiramiento. Si está sentado en la silla de trabajo, estírese de vez en cuando, gire las caderas, estire los brazos hacia los lados y hacia atrás, o inclínese hacia la derecha y la izquierda sin mover las caderas.

Poniéndose de puntillas sobre el escalón de una escalera puede estirar las articulaciones de los pies. También puede inclinarse hacia adelante o a un lado entre los diferentes trabajos que realiza durante el día. Como ve, puede realizar ejercicios de estiramiento a cualquier hora y en cualquier lugar. Un metro cuadrado, del que siempre se dispone, es suficiente para un par de ejercicios. Estírese brevemente en el coche mientras el semáforo esté en rojo o durante una parada en la autopista. En la trastienda siempre hay un pequeño lugar (y también un minuto de tiempo). ¡No le ponga trabas a su fantasía!

¡Estírese tantas veces como le sea posible; se sentirá bien!

# FORTALECER LOS MÚSCULOS CON POCOS MEDIOS

Ya lo hemos leído antes: el estiramiento apenas fortalece nuestra musculatura. Pero precisamente esto es necesario para poder mantenernos rectos y movernos. La musculatura es para que podamos mover y levantar objetos, para que podamos hacer las cosas. Una buena musculatura, además, evita que se produzcan muchas lesiones y nos da un aspecto saludable y enérgico.

Por tanto, el estiramiento debería ir siempre íntimamente unido al entrenamiento de la musculatura. No tema, el autor no quiere inducirles a levantar pesas durante horas.

¿Sabía que puede "muscular" su cuerpo con sólo 3 ejercicios? El gráfico de la página siguiente debería mostrárselo más claramente.

Este gráfico muestra el orden en el que deben ser entrenados los músculos, es decir, del músculo más pequeño al más grande. Ello es especialmente importante si quiere seguir un programa completo para el entrenamiento de la musculatura.

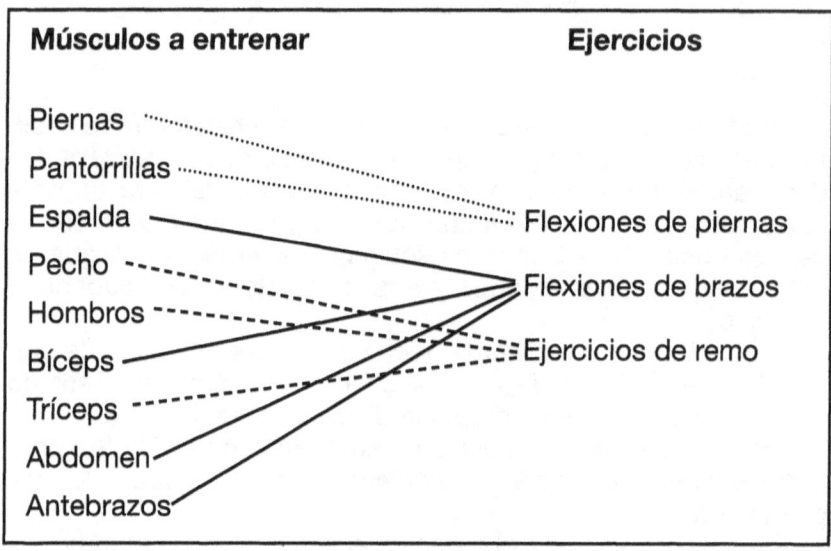

| Músculos a entrenar | Ejercicios |
|---|---|
| Piernas | |
| Pantorrillas | |
| Espalda | Flexiones de piernas |
| Pecho | Flexiones de brazos |
| Hombros | Ejercicios de remo |
| Bíceps | |
| Tríceps | |
| Abdomen | |
| Antebrazos | |

Entrenamiento de la musculatura quiere decir hacer lo correcto en corto tiempo, una tesis que contradice la idea de que únicamente el entrenamiento diario durante horas da los resultados deseados. O sea, que si hace flexiones de piernas sin esfuerzo, seguidamente flexiones de brazos y, seguidamente, ejercicios de remo, entrenará todo el cuerpo. Si quiere hacer progresos, lo cual significa el aumento del esfuerzo, necesitará algunos aparatos: Unas pesas con soporte largo para las flexiones de piernas, quizás un soporte para las pesas, y un cinturón ancho, en el cual puede sujetar pesos para aumentar la carga cuando haga flexiones de brazos y ejercicios de remo. De esta forma podrá entrenar de forma progresiva, lo cual debería ocurrir siempre. Entrénese 3 veces por semana, haga un máximo de 12 repeticiones, siendo la última repetición la que más esfuerzo le cueste, y solamente una pasada de cada ejercicio. ¡Se maravillará de los resultados que va a conseguir! Consumirá solamente 45 minutos a la semana.

¡Si no dispone de este tiempo, entonces es que no le interesa nada todo lo relacionado con la salud, la fuerza, la resistencia y la figura!

**Ejercicio 42:**   Siéntese en el suelo como lo muestra la fotografía. Estire las piernas, sujete una barra –puede ser también un palo de escoba– debajo de las plantas de los pies.
Flexionando ligeramente los brazos, tire hacia adelante de su tronco.
No haga este movimiento de forma brusca, sino con cuidado y delicadamente.

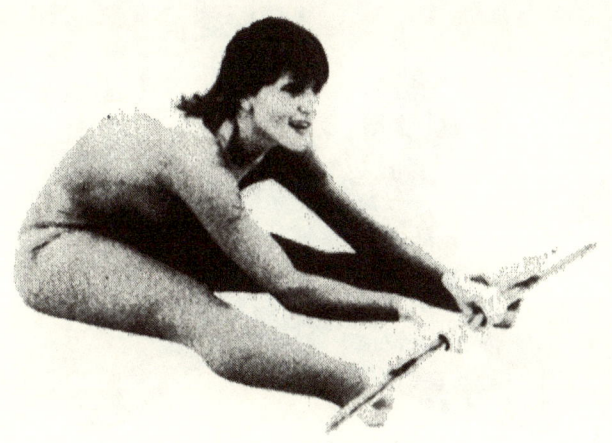

**Ejercicio 43:**      Sentado en el suelo, estire la pierna derecha hacia
                       adelante y flexione la pierna izquierda como se
                       muestra en la fotografía.
                       Cójase el pie derecho con la mano.
                       La mano izquierda está apoyada en el pie
                       izquierdo. Cambie de lado.

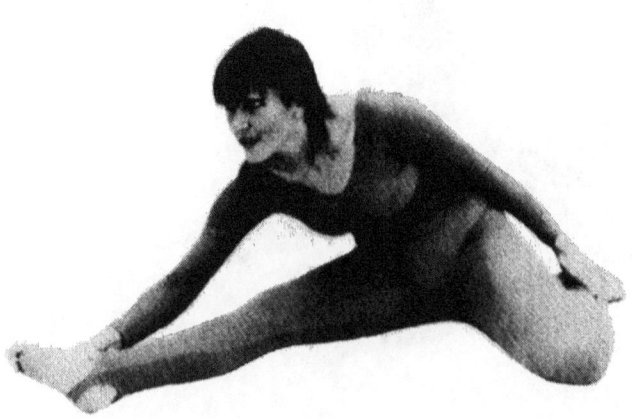

**Ejercicio 44:**      Echado sobre el costado izquierdo, la pierna
                       izquierda está estirada, su tronco está apoyado
                       sobre el codo.
                       Con la mano derecha cójase ahora la articulación
                       del pie derecho y tire de su pierna hacia atrás.
                       Naturalmente, cambiará de lado también en este
                       ejercicio.

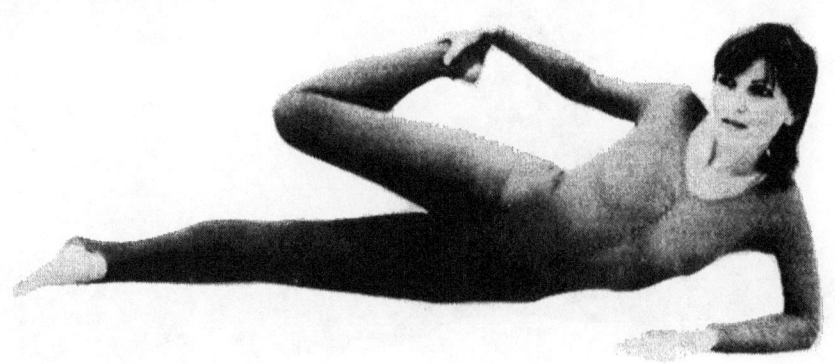

**Ejercicio 45:**   Está sentado en el suelo.
Con la pierna izquierda estirada, mantenga la
planta del pie derecho apoyada contra la cara
interior de la pierna izquierda.
Cójase ahora la pierna estirada con ambas manos,
tal y como puede verse claramente en la fotografía.

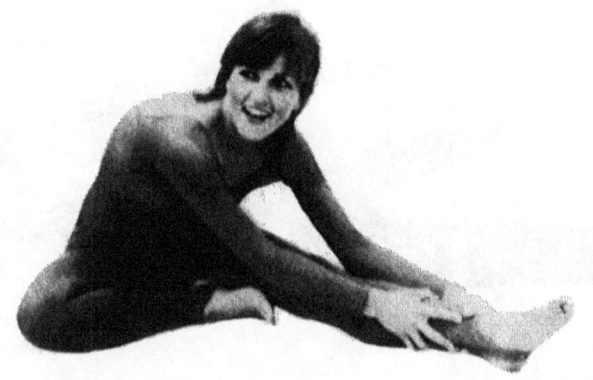

**Ejercicio 46:**    Seguramente conocerá ya este ejercicio.
Primeramente, se coloca de pie y entonces mueve
lentamente el tronco hacia adelante hasta que
pueda tocar el suelo con las puntas de los dedos.
Realice este ejercicio con cuidado y no haga
trampas flexionando las piernas, manténgalas
rectas.

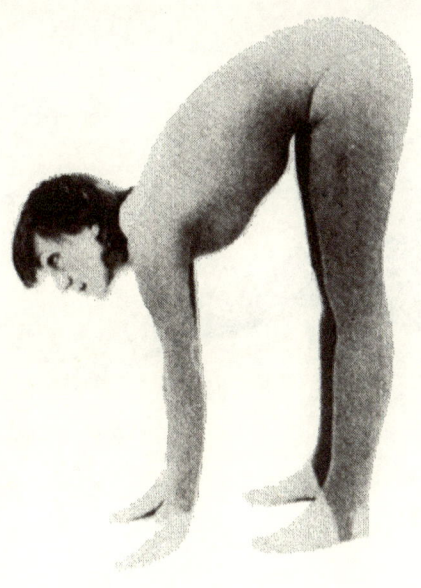

**Ejercicio 47:**   Sentado en el suelo, separe las piernas tanto como pueda. Cójase ahora la articulación del pie con ambas manos e incline el tronco hacia adelante. Cambie de lado.

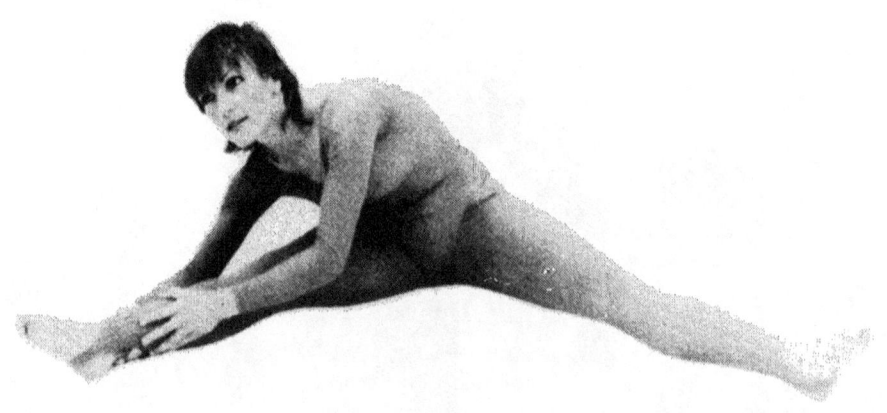

**Ejercicio 48:**     Echado sobre la espalda, separe las piernas.
Ha sujetado a sus pies zapatos de hierro. Ahora
junte...

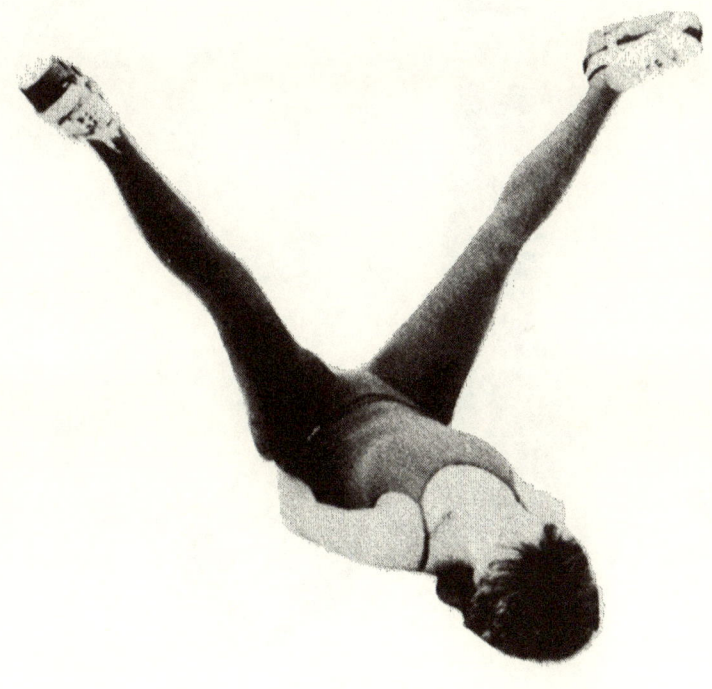

**Ejercicio 49:**      ...las piernas hasta que los pies se toquen.
Vuelva con cuidado a la posición de salida, que se
puede ver en el ejercicio nº 48.
Con este ejercicio no solamente separa las piernas,
sino que fortalece la cara interna de los muslos.

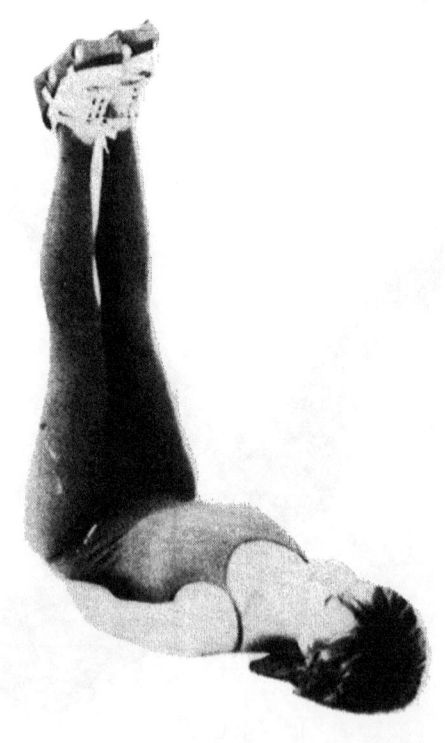

# ESTIRAMIENTO Y JOGGING

¿Cómo funciona realmente la combinación de estos entrenamientos?

El jogging es principalmente un entrenamiento del sistema cardiovascular. No tenemos que extendernos mucho hablando de sus ventajas: el corazón resulta fortalecido, la circulación se activa y la resistencia aumenta.

Pero el jogging es una disciplina muy unilateral. Solamente se entrenan las piernas en lo que concierne al entrenamiento muscular, y no se ve nada en cuanto al estiramiento de los tendones y los músculos.

Estudiemos brevemente sus desventajas: El jogging es perjudicial para las articulaciones, sobre todo las de las rodillas. Al rebotar el pie en el suelo, todo el peso del cuerpo recae momentáneamente sobre la articulación de la rodilla. Está claro que esta sobrecarga puede traer problemas a largo plazo.

¿Cómo pueden evitarse estos problemas?

Si ya se hace jogging, no debería hacerse en una calle asfaltada, respirando los gases de los coches, sino en el bosque, sobre su blando suelo. Los zapatos son muy importantes, ya que la suela debería estar bien acolchada. ¡No intente ahorrar en el calzado!

Una buena alternativa al jogging es el ciclismo, ya que el peso del cuerpo descansa sobre el sillín. Los movimientos no son bruscos, las articulaciones no se ven sometidas a un esfuerzo innecesario. Busque senderos tranquilos sin mucho tránsito, quizás incluso en un bosque donde pueda respirar aire fresco.

Por tanto, el entrenamiento de resistencia combinado con los ejercicio de estiramiento son una buena combinación, pero no el no-va-más, ya que el tronco no entra dentro del ámbito del entrenamiento muscular. Yo defiendo la teoría de que la combinación de estiramiento –entrenamiento muscular de todo el cuerpo– entrenamiento de resistencia es la mejor, ya que entrena la totalidad de su cuerpo de la forma más completa.

# MÁS PROGRAMAS DE ENTRENAMIENTO

En las fotografías les mostramos más programas de ejercicios. Las descripciones no son necesarias, ya que la realización de los ejercicios ya ha aparecido antes. Ud. ya ha hecho grandes progresos en el "conocimiento del estiramiento" y tiene experiencia.

Ahora pruebe el programa de las fotografías 50 a 59 durante 14 días.

**Ejercicio 50**

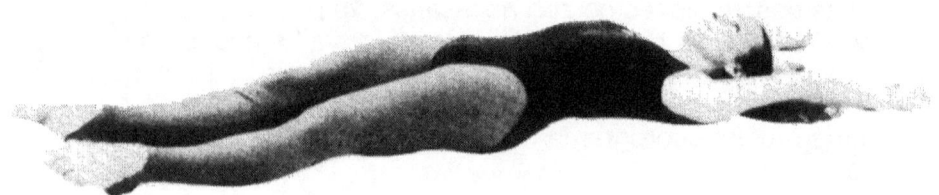

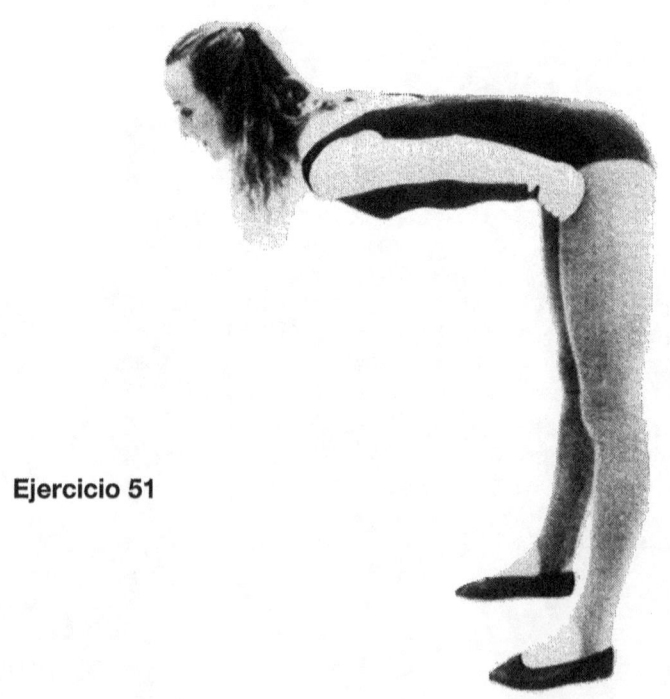

**Ejercicio 51**

**Ejercicio 52**

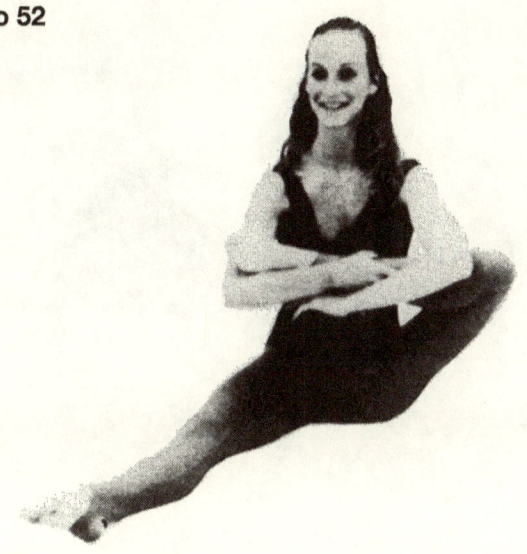

**Ejercicio 53**

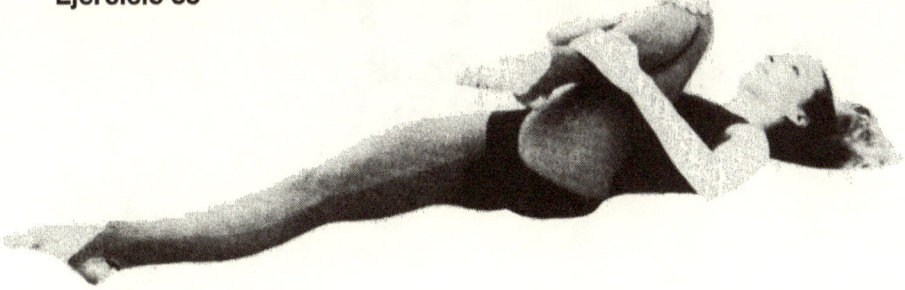

**Ejercicio 54**

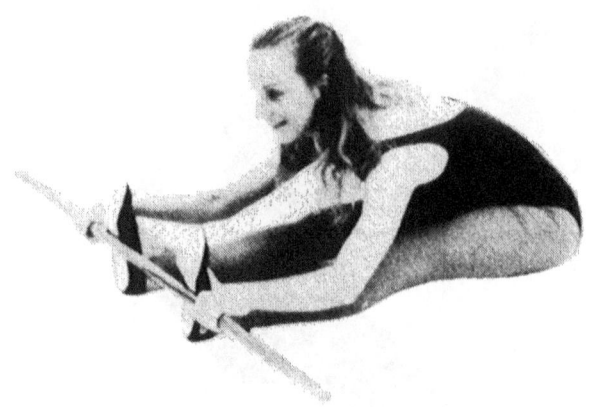

**Ejercicio 55**

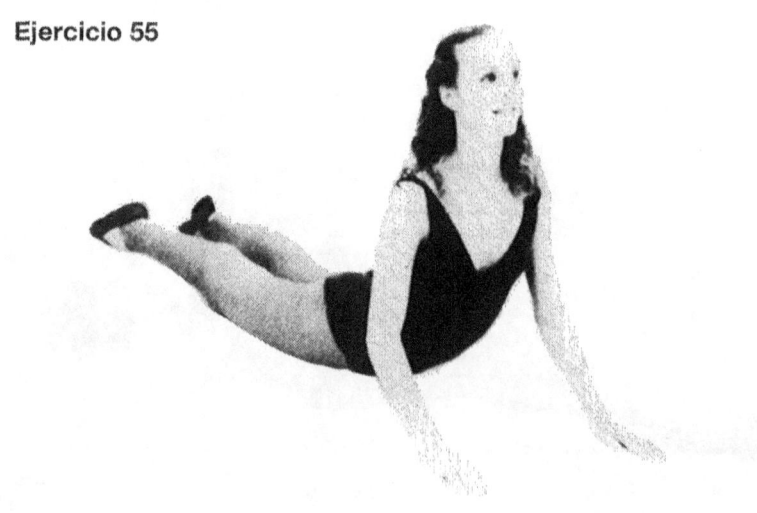

## Ejercicio 56

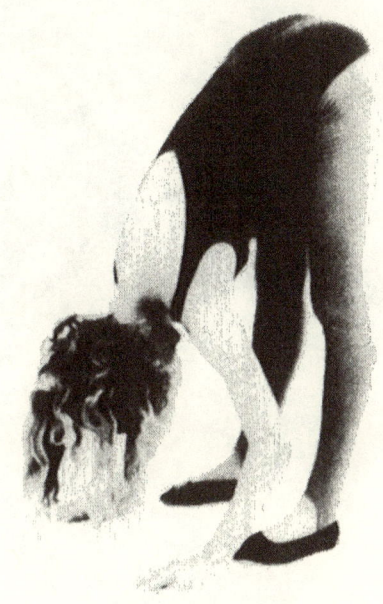

## Ejercicio 57

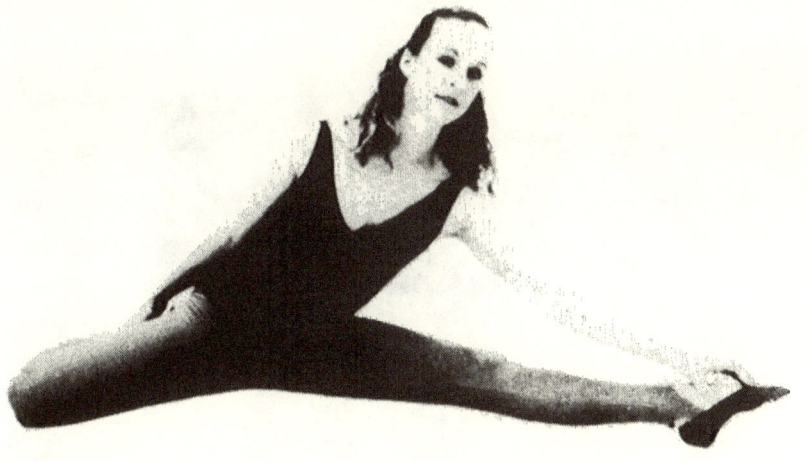

**Ejercicio 58**

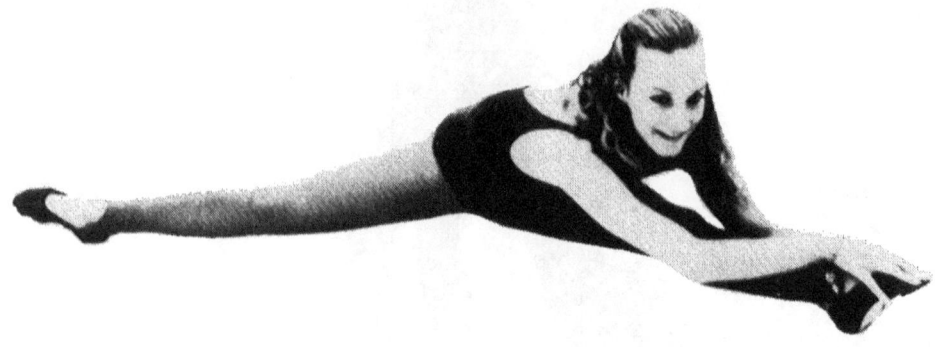

**Ejercicio 59**

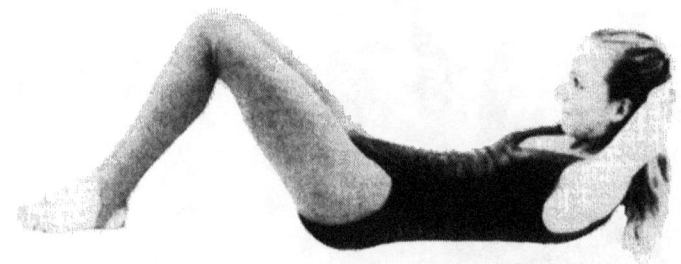

Pronto –quizás ya ahora– se dará cuenta de que le gusta realizar algunos ejercicios, pero que otros no los realiza gustosamente.

Cuando haya realizado los ejercicios 60 a 67 durante otras 2
semanas estará en situación de elaborar su propio programa.

Si tiene intención de hacerlo, tenga en cuenta que debe colo-
car los ejercicios de estiramiento más sencillos al comienzo de
su programa. También es importante que exista un ejercicio
contrario en cada ejercicio. Por ejemplo, inclínese hacia adelante como en el ejercicio nº 67, y el ejercicio siguiente debería
hacerlo del lado contrario, como el ejercicio nº 64. Ello no debería ser siempre la regla, pero consigue que el programa esté
equilibrado. Los que practican el yoga en el lejano oriente lo lla-
man el ying y el yang, un equilibrio como el del sol y la luna, el
flujo y el reflujo, la claridad y la oscuridad (seguidamente ejercicios nº 61 a 67).

**Ejercicio 61**

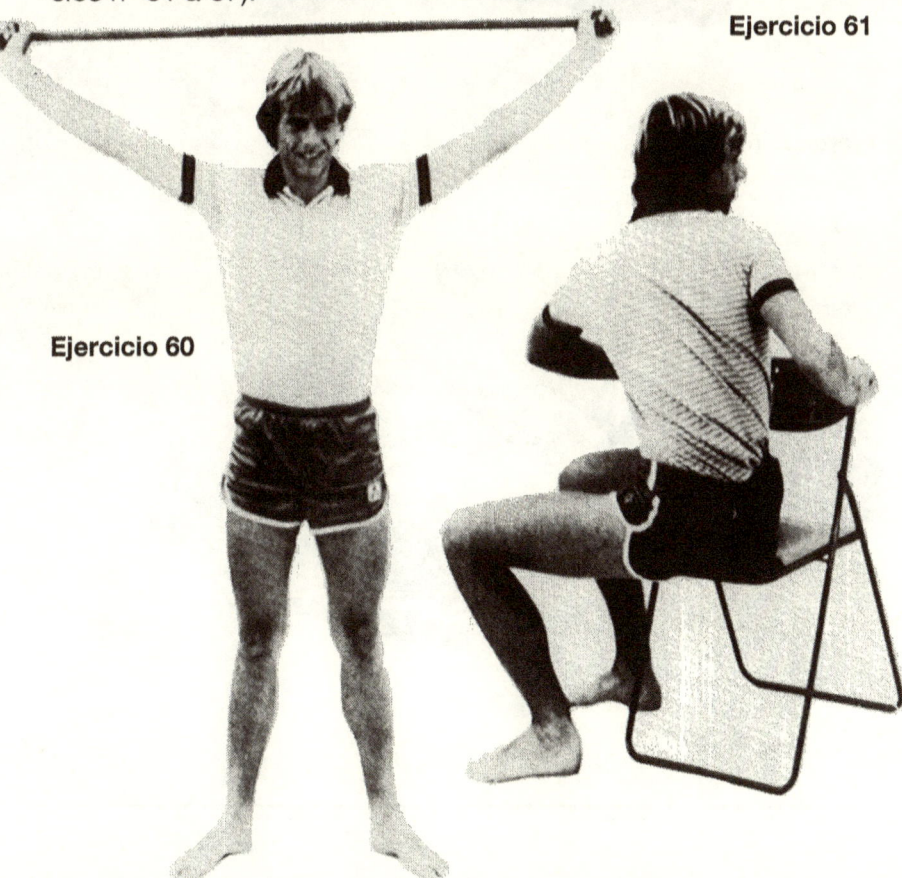

**Ejercicio 60**

**Ejercicio 62**

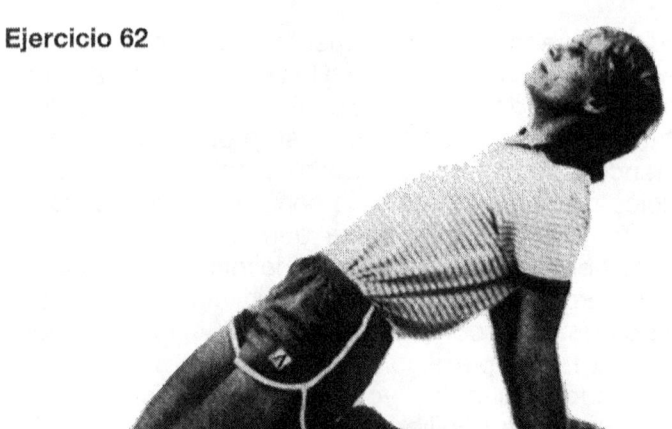

**Ejercicio 63**

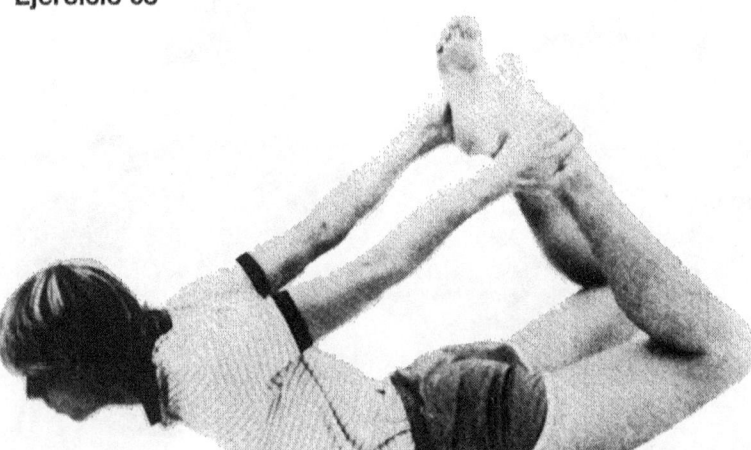

**Ejercicio 64**

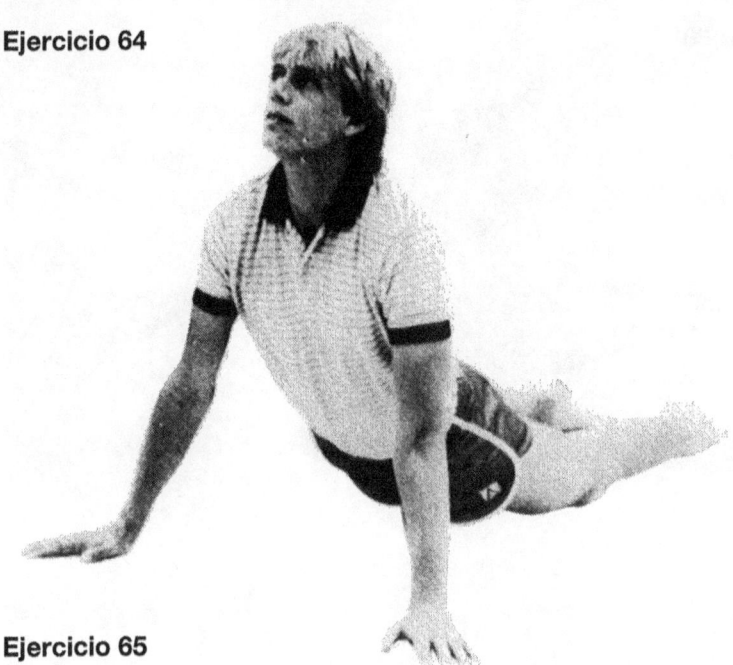

**Ejercicio 65**

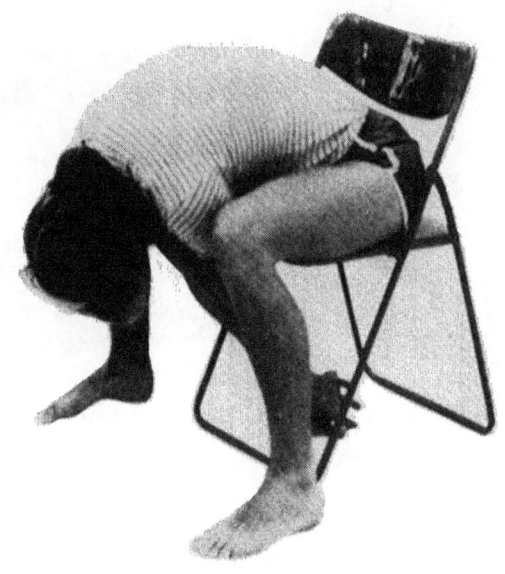

**Ejercicio 66**

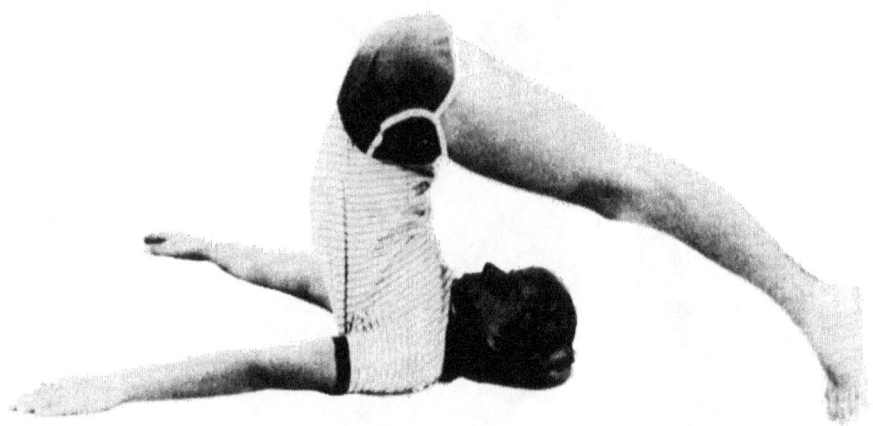

**Ejercicio 67**

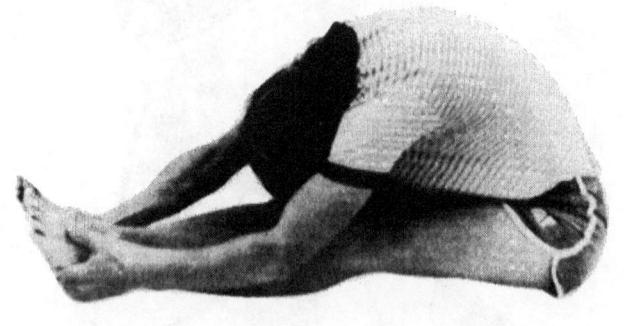

Los ejercicios n° 68 a 73 constituyen un programa corto que puede realizarse en poco tiempo y en cualquier parte, ya que siempre es mejor hacer algo que nada.

El secreto del éxito del stretching radica en la regularidad de su realización y no en la cantidad o de los esfuerzos realizados con el máximo de fuerza. Uno no debe forzarse, sino "dejar que ocurra".

**Ejercicio 68**

**Ejercicio 69**

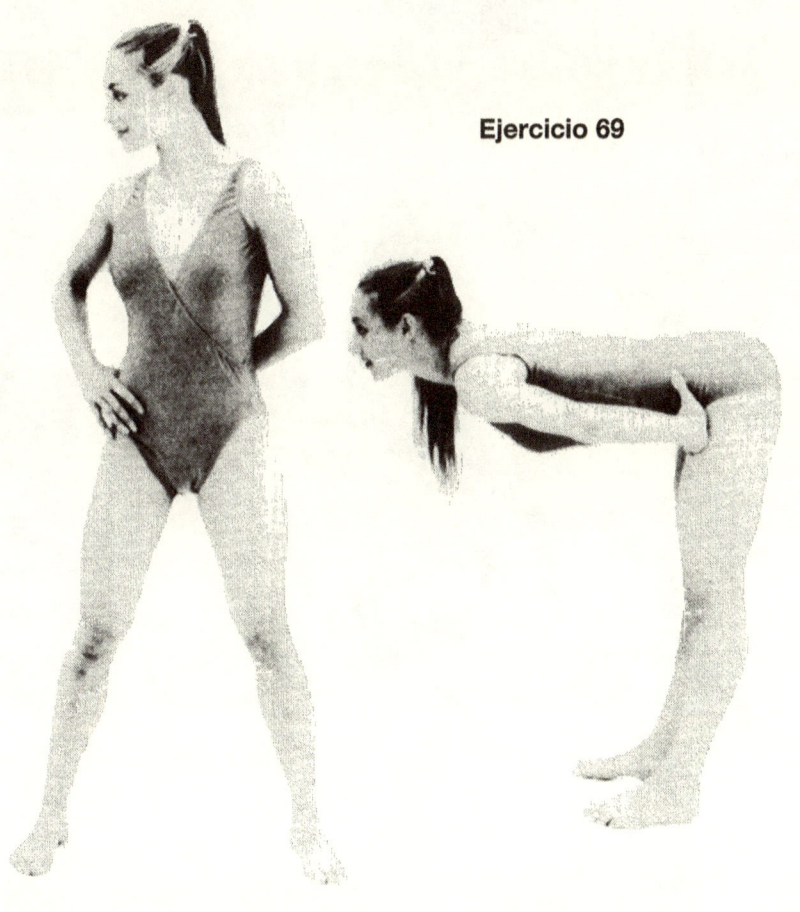

**Ejercicio 70**

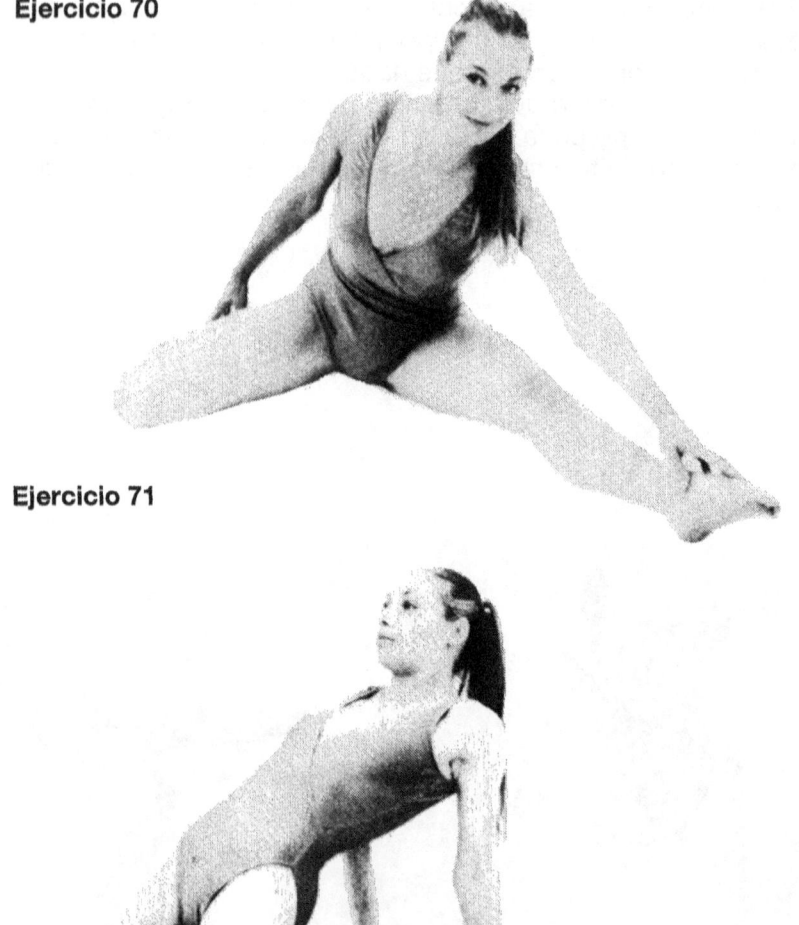

**Ejercicio 71**

**Ejercicio 72**

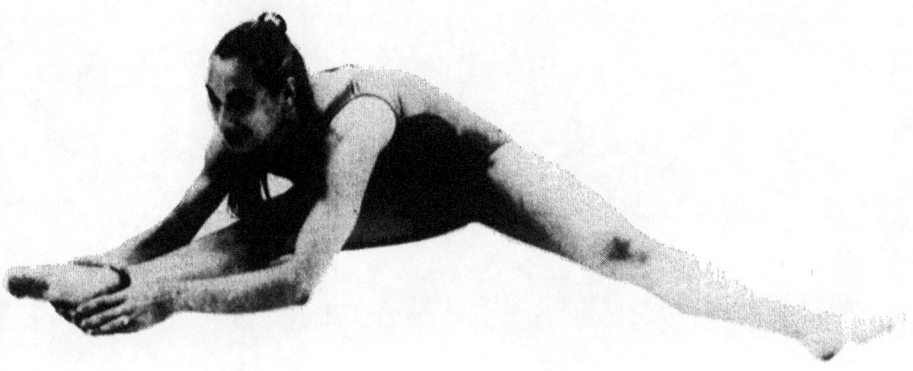

**Ejercicio 73**

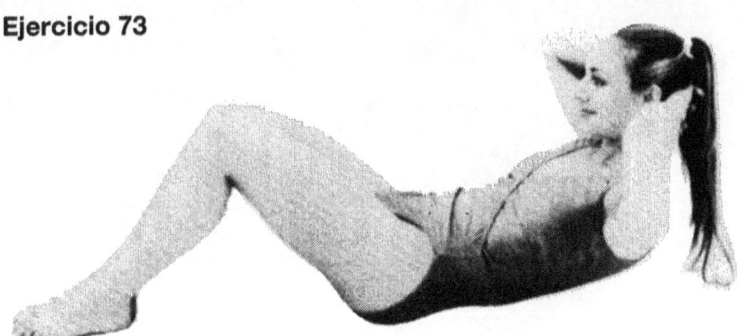

# ESTIRAMIENTO Y AERÓBIC

Cuando la ola del aeróbic venida desde los Estados Unidos llegó hasta nuestras costas, a muchos les inundó la fiebre de este movimiento. El aeróbic se vio promocionado en primer lugar por los medios de comunicación y se alegró al ver cómo surgían cual setas los estudios del aeróbic y cómo era de apreciado por el público. Pero pronto aparecieron las voces de advertencia, que tachaban al aeróbic de peligroso.

Sin lugar a dudas, el aeróbic es una magnífica manera de moverse para entrenar el cuerpo –si se realiza de la forma correcta–. Si se aplica erróneamente pueden aparecer lesiones en las articulaciones, sobrecargas del sistema cardiovascular, e incluso los tendones y los ligamentos pueden sufrir las consecuencias.

Por tanto, toda persona que no haya practicado anteriormente ningún deporte y empiece con el aeróbic, debería visitar primero a su médico.

El aeróbic aumenta la resistencia entrenando el sistema cardiovascular, además entrena los músculos y también la flexibilidad. ¿Es quizás el superdeporte que entrena la totalidad del cuerpo? ¡Solamente hasta cierto punto!

Es verdad que se entrenan los músculos, pero pronto se llega a un estancamiento en el progreso, ya que los músculos no son sometidos a un esfuerzo progresivo.

Naturalmente, pueden introducirse en el aeróbic algunos ejercicios de estiramiento, pero se observa frecuentemente que el estiramiento se realiza de forma brusca, lo cual perjudica más que beneficia. Ya sabemos que no se deben realizar los ejercicios de estiramiento de forma brusca o empleando la fuerza. Una u otra vez se ve como los grupos que practican el aeróbic lo hacen como lo que podríamos denominar una obligación. Cada uno lo quiere hacer mejor que el otro y de esta forma, el aeróbic, y más concretamente los ejercicios de estiramiento, pueden convertirse en un auténtico campeonato, lo cual puede conducir a lesiones. El aeróbic debería ser, en primer lugar, un entrenamiento del sistema cardiovascular.

El entrenamiento de la musculatura es un fenómeno secundario y los ejercicios de estiramiento que se introduzcan en un programa de aeróbic, no deberían exagerarse. Por tanto, el aeróbic debe considerarse un complemento al entrenamiento muscular y al programa de estiramiento. 1 hora de aeróbic puede consumir entre 600 e incluso 800 calorías y, por ello, esta disciplina, desde el punto de vista de la salud, no solamente es positiva, sino también es un factor que ayuda a mantener la figura. Por medio del entrenamiento de resistencia del programa de aeróbic, se activa el metabolismo, lo cual puede conducir a una pérdida de peso saludable y relativamente rápida. Esto ocurre principalmente si va acompañado de una dieta razonable.

Sin embargo, si hace aeróbic no debería verlo como un campeonato, sino simplemente como un entrenamiento del cuerpo que puede ayudarle a mantener la salud y la línea. Otro efecto será que tendrá una mayor resistencia, tanto en su vida profesional como privada. Pronto se sentirá mucho mejor y podrá moverse también con más facilidad.

Si entre las personas interesadas se encuentra alguna con exceso de peso, le aconsejaríamos empezar con un ligero entrenamiento muscular para fortalecer los músculos, los tendones y ligamentos. Sólo entonces podría empezarse gradualmente con un programa de aeróbic.

# ESTIRAMIENTO Y CULTURISMO

El culturismo es un entrenamiento con pesas para el desarrollo de la musculatura que tiene como finalidad "formar" el cuerpo.

Si se aplica correctamente, ésta es una manera de "formar" el cuerpo nada desdeñable si se trata de recuperar la figura, aumentar la fuerza y desarrollar un cierto instinto para todo lo relacionado con el cuerpo.

Sin embargo, en el culturismo se cometen a menudo algunos errores fundamentales que queremos mencionar aquí brevemente.

En la mayoría de los casos se entrena en exceso y durante demasido tiempo. También aquí es válido el principio que dice "poco y bien".

Queremos dar algunas reglas de conducta de forma resumida, que hacen que el culturismo sea efectivo tanto para hombres como para mujeres:

1. Entrénese un máximo de 3 veces y un mínimo de 2 veces a la semana.
2. Entrene desde el músculo más pequeño al más grande.

3. Haga entre 8 y 12 repeticiones.
4. Entrene de forma intensiva, pero la última repetición aún debería ser capaz de hacerla.
5. Repita los ejercicios lenta y concentradamente.
6. Aproveche toda la realización del movimiento.
7. Expire cuando haga el esfuerzo, o sea en la fase positiva, e inspire en la fase negativa, cuando baje el peso.
8. Evite la respiración cuando haga la fuerza.
9. Lleve un diario del entrenamiento, en el cual apunte los ejercicios, los pesos y el número de repeticiones.

Si dispone del equipo necesario, puede practicar culturismo en casa o hacerlo en un gimnasio. Una buena dirección es algo muy importante, sea por medio de un libro escrito por un profesional en la materia o por medio de un entrenador con experiencia.

En el culturismo se puede trabajar con pesas o máquinas. El entrenamiento con máquinas es más provechoso, ya que los músculos se ven sometidos continuamente a esfuerzo. Por tanto, no necesita entrenar durante tanto tiempo y obtiene una mayor efectividad en menos tiempo. Cuando se entrena con máquinas también se debe tener en cuenta que hay que hacerlo lenta y suavemente.

Además de la musculatura, también se entrena la flexibilidad. También puede aumentar su resistencia si entrena "rápidamente". Esto no quiere decir que tenga que realizar los movimientos con rapidez, sino que debe hacer las pausas entre cada ejercicio más cortas.

Un músculo entrenado presenta unas características muy positivas: consume calorías estando en descanso, lo cual beneficia mucho a los que se preocupan por su línea. Además, un músculo bien entrenado tiende a contraerse estando en descanso. El resultado es que el cuerpo bien entrenado tiene un aspecto muy energético.

Queremos que nunca olvide una cosa: solamente el músculo entrenado de forma progresiva es "bueno".

A continuación, encontrará un programa corto con medios sencillos de entrenamiento:

## 1. Flexión de rodillas con pesas largas.

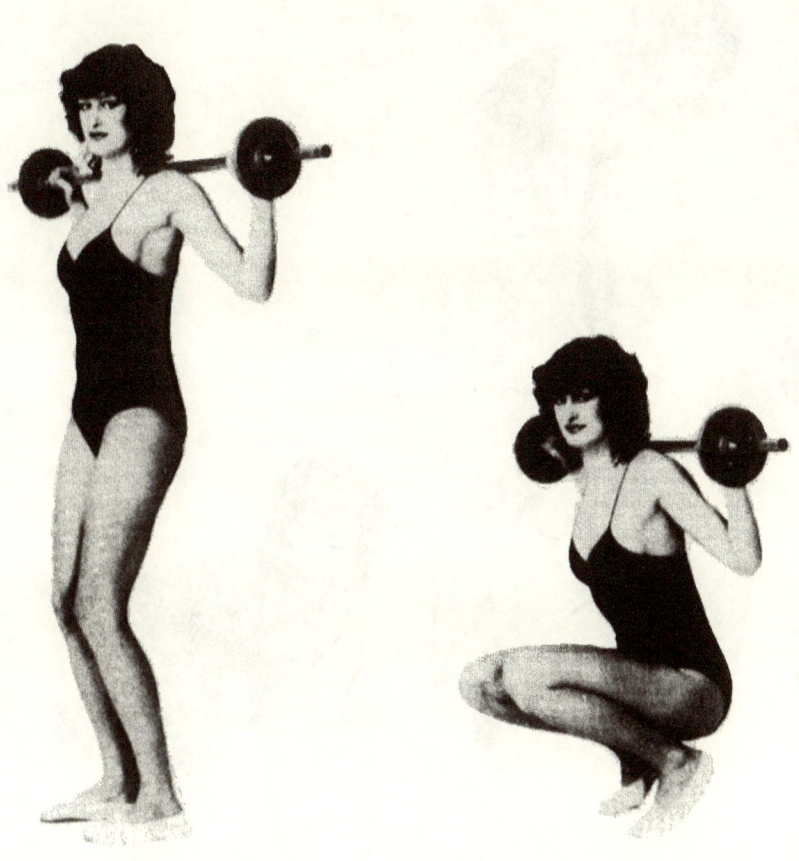

## 2. Remo con inclinación hacia adelante y pesas largas.

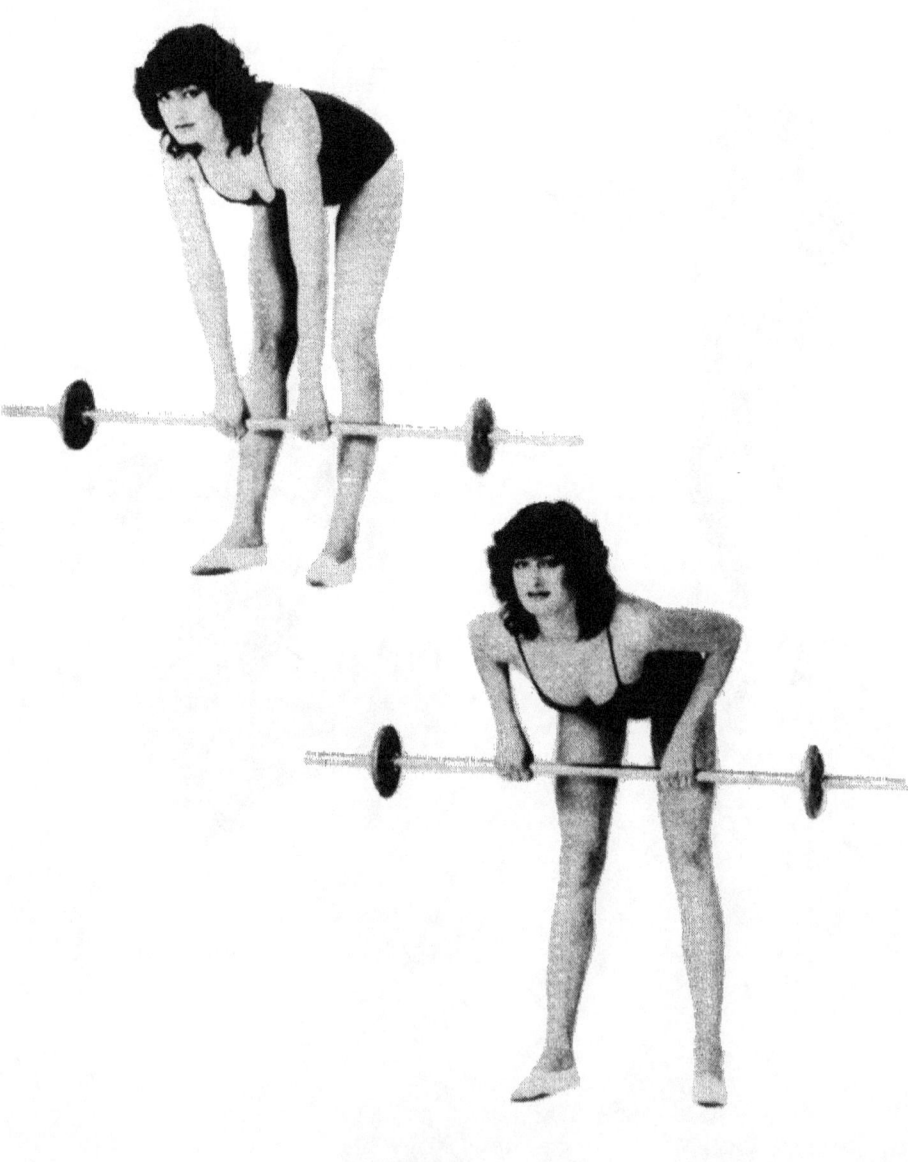

## 3. Levantamiento lateral con pesas cortas.

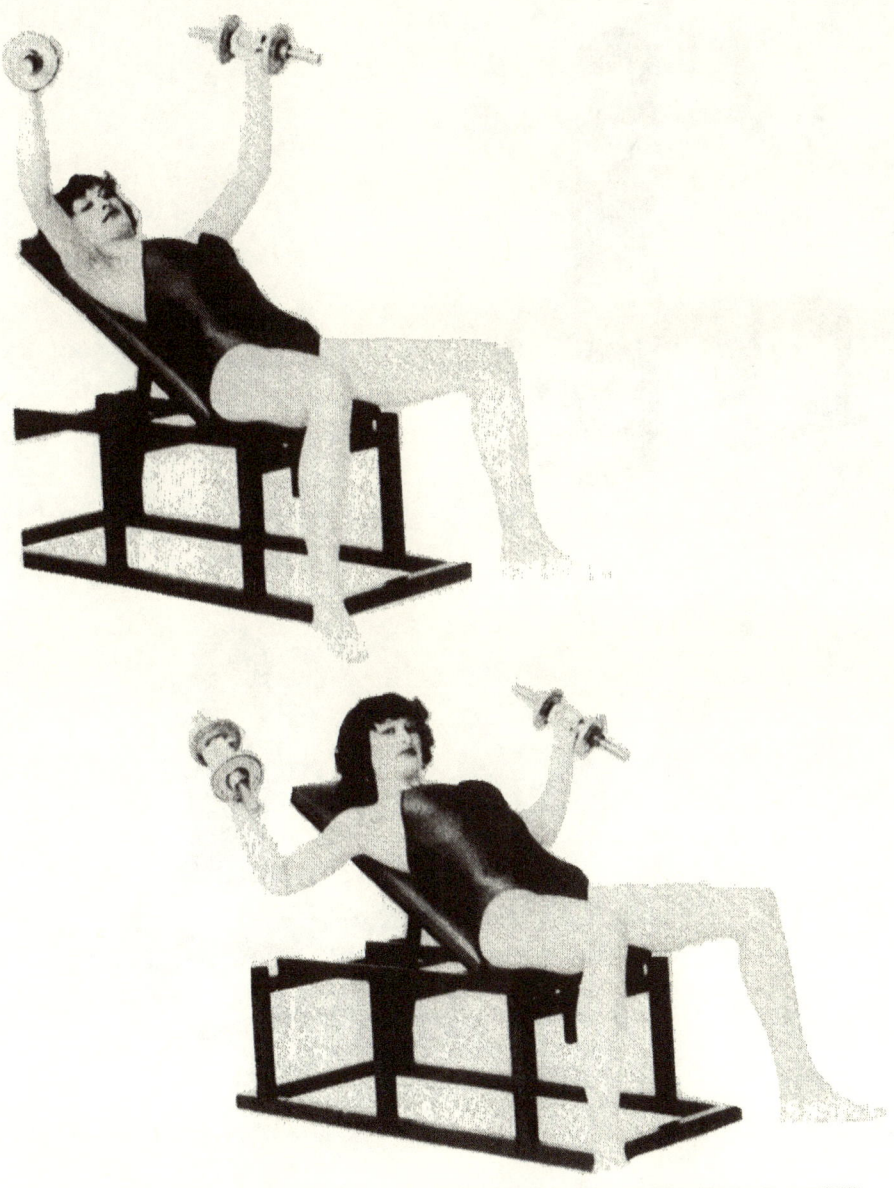

## 4. Levantamiento de pesas largas.

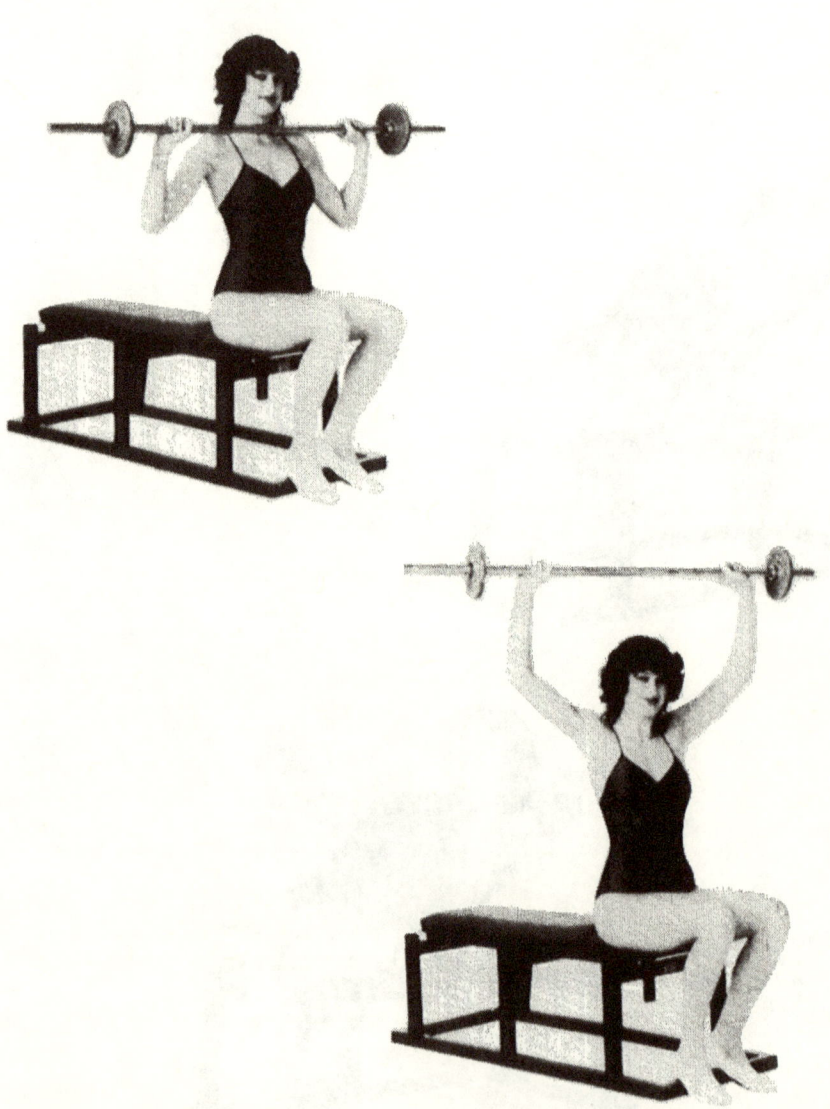

## 5. Flexión de bíceps con pesas cortas.

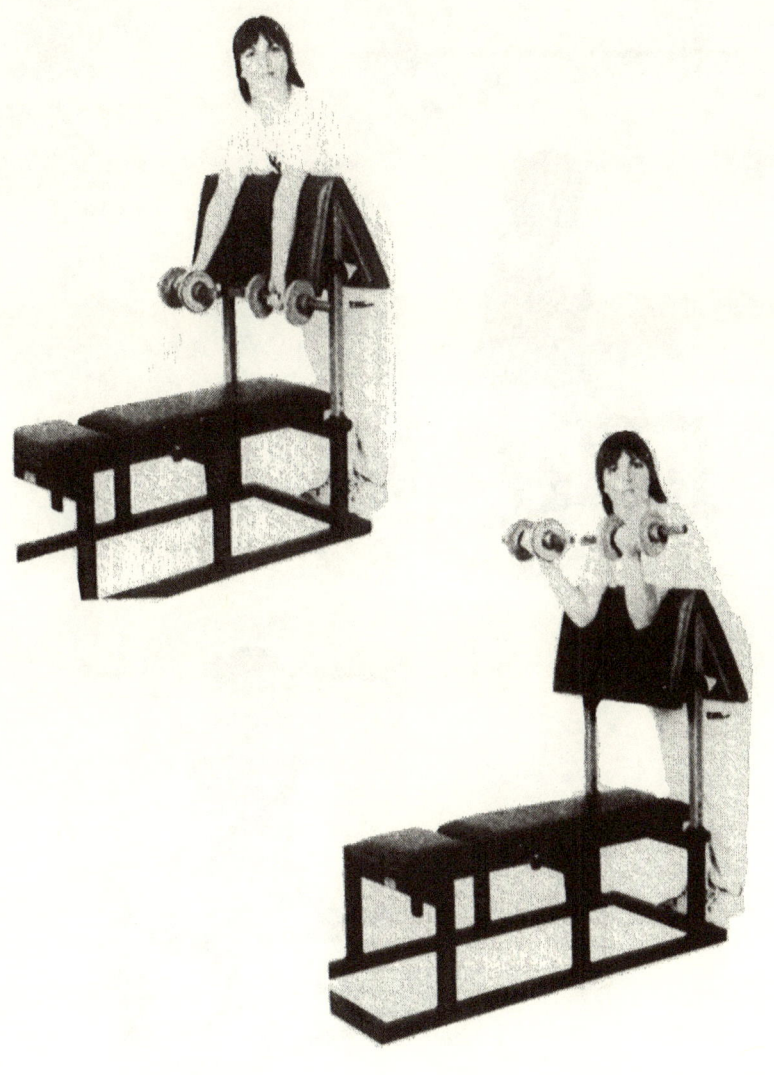

6. Estiramiento de tríceps con pesas largas.

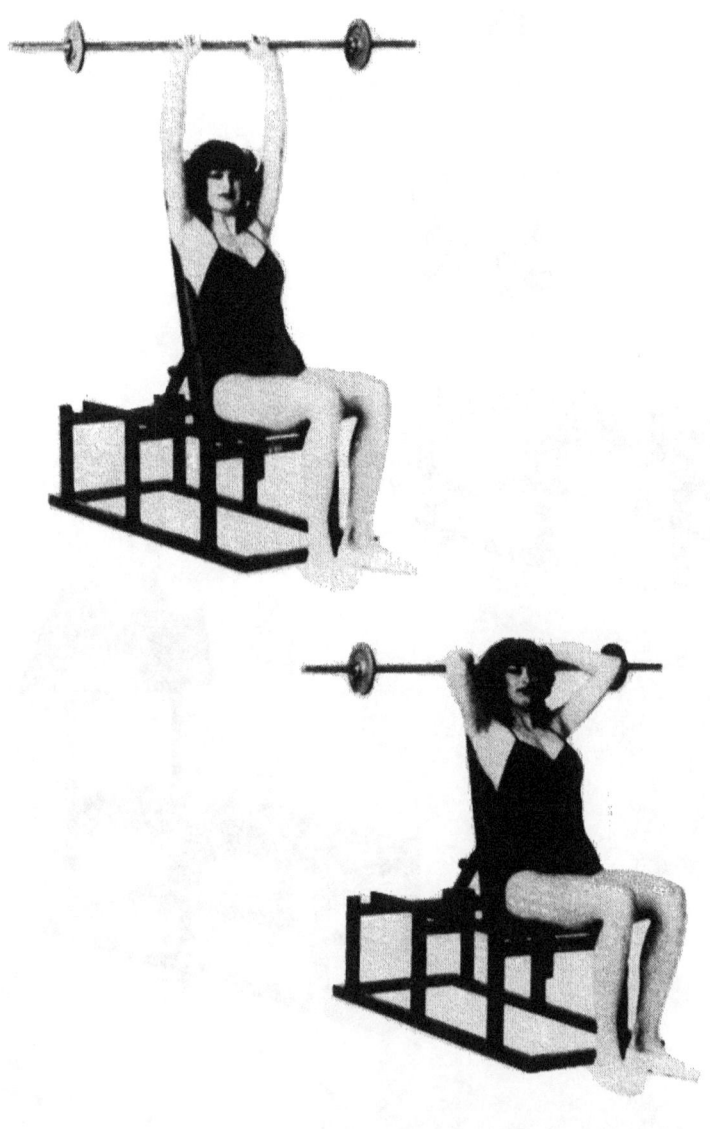

7. Inclinación lateral con pesas cortas.

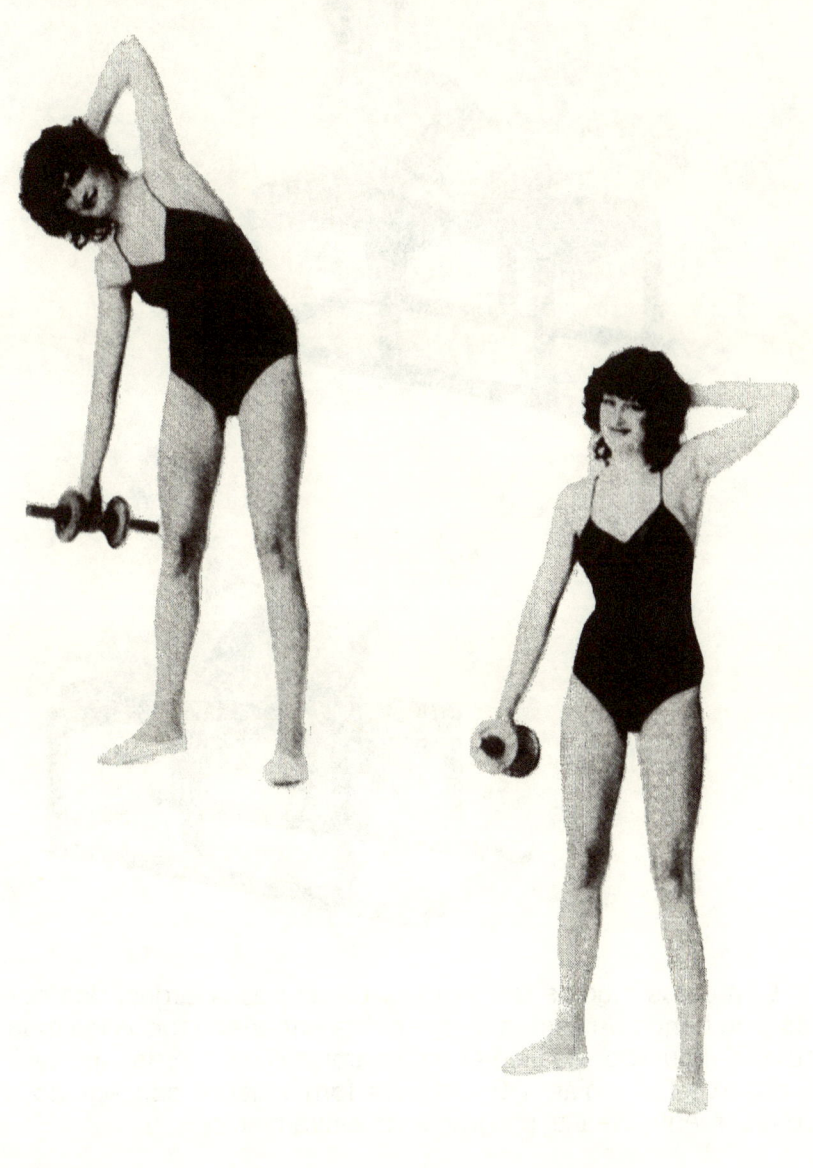

## 8. Ejercicios abdominales.

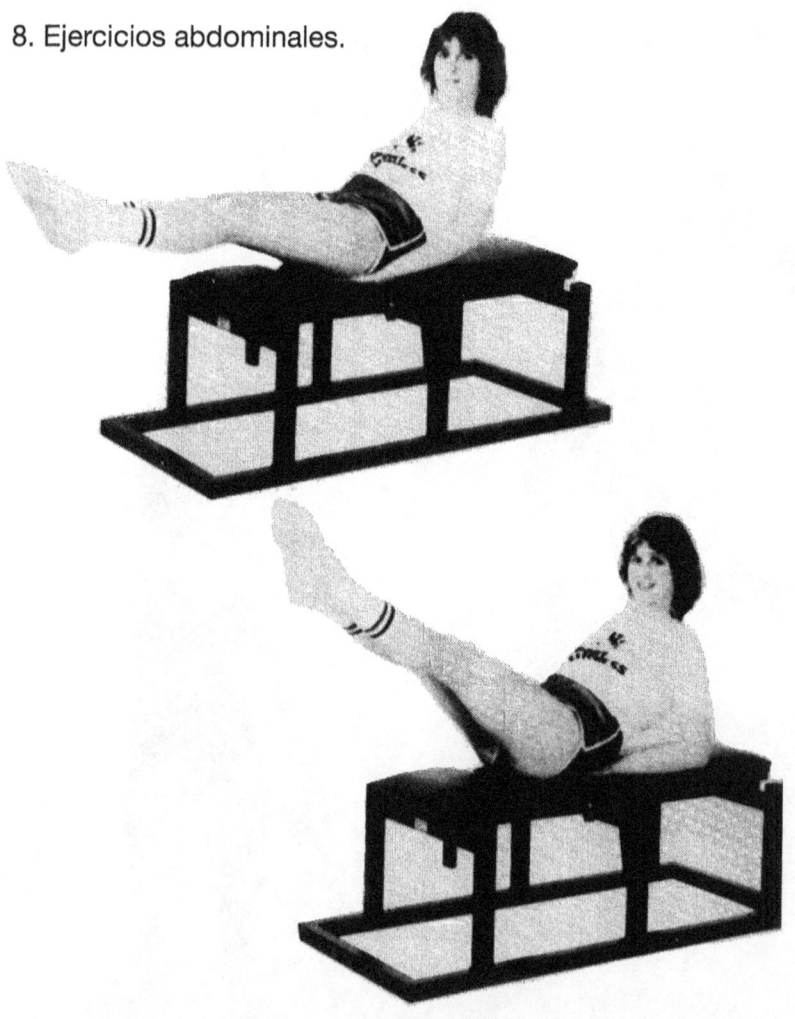

Con estos medios tan simples –unas pesas largas, dos cortas y un banco de estiramiento– habrá entrenado todos los musculos del cuerpo. Realice el entrenamiento en el orden indicado y observe las reglas 1-9; de esta forma habrá conseguido el complemento ideal al programa de estiramiento.

www.ingramcontent.com/pod-product-compliance
Lightning Source LLC
Chambersburg PA
CBHW031233280526
45784CB00004B/1552